口蓋帆・咽頭閉鎖不全

その病理・診断・治療

舘村 卓 著

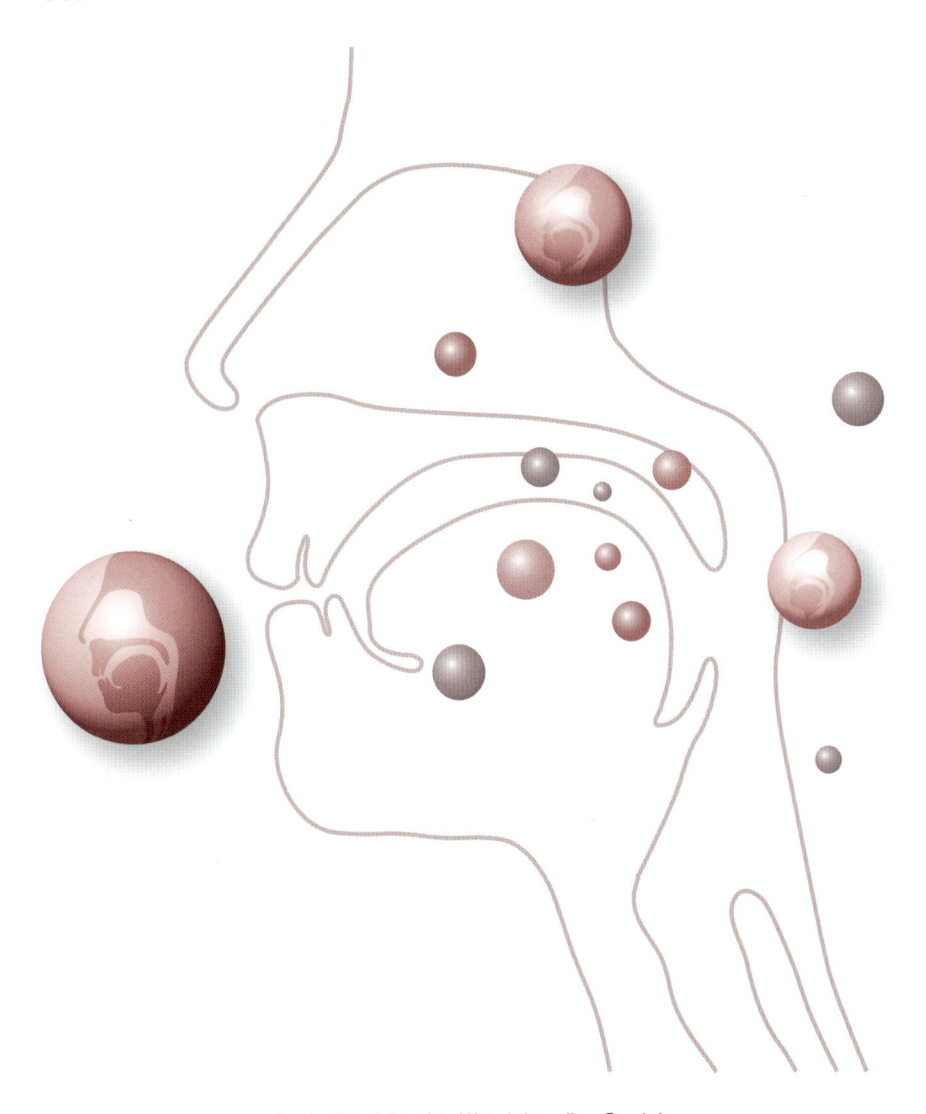

医歯薬出版株式会社

This book was originally published in Japanese
under the title of :

Kogaihan · Into Heisafuzen
—Sono Byori · Shindan · Chiryo
(Velopharyngeal Incompletency)

Tachimura, Takashi
   Associate Professor, Osaka University Graduate School

© 2012 1st ed.

ISHIYAKU PUBLISHERS, INC.
   7—10, Honkomagome 1 chome, Bunkyo-ku,
   Tokyo 113—8612, Japan

序言

　本書のタイトルにある口蓋帆・咽頭閉鎖機能（velopharyngeal function：VPF）は，一般的には「鼻咽腔閉鎖機能」と称されることが多いが，これは誤った訳語であり，「鼻咽腔」と呼ばれる「腔を閉鎖する」かのように誤解されている．この誤解のために生理学的な研究が，国内外ともにほとんど一部の研究者だけで行われてきたにすぎない．VPFは，正常な共鳴をもつ声と正常な構音機能の両方に関わる重要な機能であり，speechの改善には，これら2つの要素に関わるVPFが適切に評価され，改善されることが患者の社会復帰と参加を支援するためには必須といえる．また，VPFは食物嚥下時の口腔期から咽頭期の移行段階を担い，この段階での調節不全が誤嚥の起点となることも示されるようになり，その臨床上の意義が明らかになりつつある．

　米国では言語臨床家の資格であるCCC-SLPにつながる資格ができたのは1925年であり，1997年に成立したわが国での資格制度とは70年以上の相違がある．そのため，わが国での言語臨床ならびに言語病理学における成書で米国のものに匹敵するものは残念ながら少ない．しかしながら，VPFに関しては，動物実験の結果が臨床の参考にできないこと，頭蓋顔面の中心近くで観察することが難しいことなど，研究対象としては難解なために，米国でも確たる成書はなく，内外ともに臨床に有効な情報は乏しい．その結果，音声言語臨床においても嚥下臨床においても，VPFについては無視されたまま取り組みが行われていることが多く，VPI（口蓋帆・咽頭閉鎖機能不全症：velopharyngeal incompetency/insufficiency）に対して過剰な手術が行われたり，あるいは未介入のまま無効な訓練が継続されたりしている場合もある．

　昭和56年口腔外科学を専攻してから現在までの30年間，当時の主任教授宮崎 正先生（現・大阪大学名誉教授）が設立された「顎口腔機能治療部」にてVPIに起因する顎口腔機能障害の治療訓練と研究を担当してきた．口蓋裂だけでなく，脳外傷，脳血管障害，ALSなどの神経筋障害にみられる運動性構音障害の患者さんにVPIの改善を通じてspeechの機能の回復に関わる機会も与えられ，歯科医療職としてはこの上ない幸せを感じている．VPFの臨床や研究は興味深く魅惑的である（旧知のIllinois大学Professor Emeritus DP Kuehnは車のナンバープレートに"VELUM 1"と付けるほどである）が，研究者が少ないためにimpact factorが低く，VPFの研究は少なくなっている．このことは臨床において重大な問題であり，これまでに翻訳した言語病理に関わる教科書（ゼムリン言語聴覚学の解剖生理，神経科学第3版）同様，VPFについても良い成書が世に出ないかと期待していたが，出版される気配もなく，やむを得ず自身で著すことにした．上記した事情により，本書の参考文献には幾分古いものも混じっていることは忸怩たる思いであるが，本書が音声言語障害や嚥下障害に関わる臨床家や研究者の一助となれば幸甚である．本書がきっかけとなって再びVPFについての臨床や研究が盛んになり，多くの患者さんの社会参加を支援できる情報が世に出ることを祈っている．

　最後に，VPFの臨床と研究の素晴らしさをお教えくださった故後藤友信先生に謹んで捧げるものである．

2011年12月

舘村　卓

目次

第1章 なぜ口蓋帆・咽頭閉鎖機能を学ぶ必要があるのか　　1

- **1** はじめに　　1
  - A 動物は参考になるか　　2
- **2** 臨床上の意義　　4
  - A 音声言語機能における意義　　4
  - B 咀嚼嚥下機能における意義　　4
  - C speechと嚥下に関わる口蓋帆・咽頭閉鎖機能をみるうえでの注意　　5
- **3** 「鼻咽腔」という腔はあるのか？　　6

Memo
1-1 馬は「ヒヒーン」と啼いているのか … 3
1-2 軟口蓋は構音器官か？ … 5

第2章 口蓋帆・咽頭閉鎖機能に関わる解剖学　　7

- **1** 正常解剖―口腔前方から咽頭に向かって　　7
  - A 肉眼所見　　7
  - B 硬・軟口蓋の粘膜を剝離した所見　　8
  - C 咽頭後壁の粘膜を剝離した所見　　10
- **2** 正常解剖―正中矢状断面上での肉眼所見　　11
  - A 硬口蓋・軟口蓋・咽頭後壁　　11
  - B 扁桃（tonsils）　　14
- **3** 口蓋帆・咽頭閉鎖機能に関わる筋群　　16
  - A 口蓋帆張筋（tensor veli palatini muscle）　　16
  - B 口蓋帆挙筋（levator veli palatini muscle）　　18
  - C 口蓋垂筋（uvular muscle）　　18
  - D 口蓋舌筋（palatoglossus muscle）　　19
  - E 口蓋咽頭筋（palatopharyngeus muscle）　　20
  - F 上咽頭収縮筋（superior constrictor muscle）　　20
  - G 口蓋帆・咽頭閉鎖機能に関与すると考えられていた筋
    ―耳管咽頭筋（salpingopharyngeus muscle）　　21
- **4** 小児から成人までの口蓋帆・咽頭閉鎖機能に関わる解剖学的変化　　22
  - A 臨床上の意義　　22

Memo
2-1 筋活動と脂肪の役割 … 9
2-2 見えるか見えないかで分ける口蓋裂のタイプ … 9
2-3 粘膜下口蓋裂の鑑別のためのCalnanの三徴 … 10
2-4 咽頭弁形成術で不意の出血を防止して安全に咽頭弁を挙上するには … 12
2-5 （口蓋帆）挙筋隆起は口蓋帆挙筋活動によって生じるのか？ … 13
2-6 口蓋垂裂を見たら気をつけること … 19
2-7 口蓋帆・咽頭閉鎖機能に関わる筋紡錘 … 21

第3章 VPFに関わる生理学―口蓋帆・咽頭閉鎖機能の神経制御　27

- **1** 口蓋帆・咽頭閉鎖機能に関わる運動神経 27
- **2** 口蓋帆・咽頭閉鎖機能に関わる感覚神経支配 28
- **3** 口蓋帆・咽頭閉鎖機能の調節に関わる感覚情報 28
  - **A** 口腔内圧 29
  - **B** 鼻腔気流量 30
  - **C** 鼻腔内圧 33
  - **D** 頭位 34
  - **E** 重力 35
  - **F** 舌位 36
  - **G** 残遺孔 36
  - **H** 食物量 37
  - **I** 食物物性 37

Memo
- 3-1 咽頭弁形成術でVPFが賦活されるか？ … 33
- 3-2 口蓋裂患者で明瞭度が下がるのはVPIのせい？ … 34
- 3-3 重力を利用した訓練法 … 35
- 3-4 口蓋化構音ではVPFは正常？ … 36

第4章 各種の活動時での口蓋帆・咽頭閉鎖機能の調節　39

- **1** 発音時の口蓋帆・咽頭閉鎖運動 39
  - **A** 軟口蓋の挙上運動の調節 39
  - **B** 咽頭側壁の運動 45
  - **C** 咽頭後壁の前方運動 48
- **2** 呼吸運動時のVPF 49

Memo
- 4-1 鼻咽腔弁という弁状構造なのか？ … 42
- 4-2 軟口蓋に瘢痕を作る手術では，成長に伴う機能評価が要る … 43
- 4-3 安静時での軟口蓋長で閉鎖機能を評価するのは注意が要る … 43
- 4-4 口腔鼻腔の分離の物理的な障害による閉鎖不全症 … 44
- 4-5 バルブ（栓塞子）型スピーチエイドの咽頭部バルブの位置はどこでもよいか？ … 47

第5章 口蓋帆・咽頭閉鎖不全症（鼻咽腔閉鎖不全症）　53

- **1** 口蓋帆・咽頭閉鎖不全症（鼻咽腔閉鎖不全症）の原因 53
  - **A** 口蓋帆挙筋自体の問題 53
  - **B** 口蓋帆挙筋自体には問題がなく，それ以外の問題による 58
  - **C** 誤学習 60
  - **D** 疲労 61

■2 口蓋帆・咽頭閉鎖不全症のパターン ······ 62
 A 時系列的パターン ······ 62
 B 最終的な閉鎖状態の観察によるパターン分類 ······ 64

■3 VPIがあるとどうなるのか ······ 68

Memo
5-1 嗄声への対応が先か，VPIへの対応が先か？ … 54
5-2 顎補綴装置の効果は定期的に内視鏡によって評価する … 57
5-3 機能的構音障害の原因は誤学習だけ？ … 60
5-4 鼻咽腔構音（鼻腔構音）は真の構音動作の障害か？ … 61

第6章 口蓋帆・咽頭閉鎖機能の評価法　　71

■1 評価にあたっての共通する注意 ······ 71
■2 評価法 ······ 73
 A 口腔内視診（oral examination）······ 73
 B 聴覚的判定（auditory impression）······ 74
 C simple mirror test と blowing 作業（鼻息鏡と吹き戻し検査）······ 75
 D X線検査（radiography）······ 77
 E 内視鏡検査（nasopharyngeal fiberscopy, endoscopy）······ 82
 F ナゾメーター（nasometer）······ 87
 G 筋電図（electromyography）······ 91
 H 空気力学的方法（aerodynamics measurement）······ 95
 I 音声音響分析（sound spectrograph）······ 98
 J その他 ······ 99

Memo
6-1 McGurk効果 … 74
6-2 セファログラムでOSASを予測する方法 … 78
6-3 鼻雑音が聴取される場合に疑うのは … 90

第7章 口蓋帆・咽頭閉鎖不全症の治療　　105

■1 言語治療（speech therapy）······ 105
■2 発音補正（補助）装置（スピーチエイド）······ 108
 A 軟口蓋挙上装置（PLP）······ 108
 B バルブ型スピーチエイド ······ 110
■3 保存的療法 ······ 123
 A 発音補助装置を用いた積極的なVPF賦活療法（バルブ削除療法）······ 123
 B CPAP（continuous positive airway pressure：持続的鼻腔内陽圧負荷）を用いた賦活法 ······ 124
 C 内視鏡を用いた visual training ······ 126
■4 観血的治療 ······ 127
 A 適応例 ······ 127

- **B** 咽頭形成術 ·· *128*
- **C** 咽頭弁移植（形成）術 ································· *130*

Memo
- **7-1** 観血治療後のblowing訓練はsoft blowingから始める … *106*
- **7-2** 嚥下障害に構音訓練は有効か？ … *107*
- **7-3** 咽頭の印象は採取できるか？ … *112*
- **7-4** 装置作成段階でのnasometerによるVPF検査の際の注意 … *117*
- **7-5** 軟口蓋が咽頭後壁に接触できる場合でもバルブにする場合がある … *120*
- **7-6** バルブには硬い樹脂か軟性の樹脂か？ … *121*
- **7-7** 装置の効果の背景 … *122*
- **7-8** アデノイドが大きいと咀嚼障害になる？ … *131*
- **7-9** 上茎弁は下茎弁より効果が高いか？ … *132*
- **7-10** なぜ，基部の位置をアトラスの位置でなく口蓋平面と咽頭後壁の交点とするのか？ … *134*

第8章　摂食嚥下機能と口蓋帆・咽頭閉鎖機能　　*143*

- **1** 嚥下過程とVPF ··· *143*
  - **A** 口腔期から咽頭期まで移行段階の運動 ············· *144*
- **2** 組織学的所見から想定される口腔期から咽頭期への移行段階での口蓋帆・咽頭閉鎖運動 ············· *145*
  - **A** 口蓋帆張筋 ·· *145*
  - **B** 口蓋帆挙筋 ·· *145*
  - **C** 口蓋舌筋 ·· *148*
- **3** 移行段階に要する時間とその意義 ····················· *149*

Memo
- **8-1** PAPの厚みには注意がいる … *146*
- **8-2** 食事支援のための嚥下訓練食は柔らかさだけで決められるか？ … *148*
- **8-3** お茶ゼリーは好ましいか？ … *149*
- **8-4** 長期非経口摂取にすると口蓋帆・咽頭閉鎖機能はどうなるのか？ … *149*

索引 ··· *151*

第1章 なぜ口蓋帆・咽頭閉鎖機能を学ぶ必要があるのか

1 はじめに

　音声言語機能は，呼吸運動機能を基礎に，後天的な学習によって獲得された機能である．その発現には，高次の言語中枢，構音器官，特殊および一般感覚受容器，それらを関連づける感覚運動回路が必要である．これらの機構の一部あるいは全部が障害されると「話すことの障害」が生じる．「話すことの障害」の種類と重症度，障害相互の関係について，Van Riper は図1-1 によって説明している[1]．この図は，その山や丘の大きさが臨床上の重要度を示し，その位置によって言語病理学上の関係を示している．注目するべきは，音のつくり方である構音機能（articulation）と声音（voice）の山である．その間に cleft palate speech（口蓋裂音声言語），cerebral palsied speech，dysarthria が存在している．すなわち，これらの speech disorders は，構音と声音の両方の問題を有する障害であることが示されている．

　口蓋裂音声言語が，他の障害と異なり固有の分野で研究されるが，それは軟口

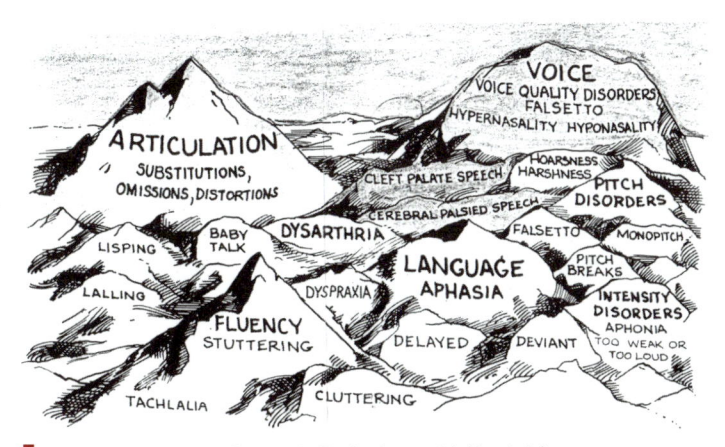

図1-1　Field of Speech Pathology（文献1より）
　この図では山の大きさが speech に占める重要度を示している．articulation（構音）と voice（声音）が大きく，その間に cleft palate speech，motor speech disorders，dysarthria が位置している．VPF はこの両者に関わり，これらの speech の障害には VPF の改善が必要であることを示している．

第1章 なぜ口蓋帆・咽頭閉鎖機能を学ぶ必要があるのか

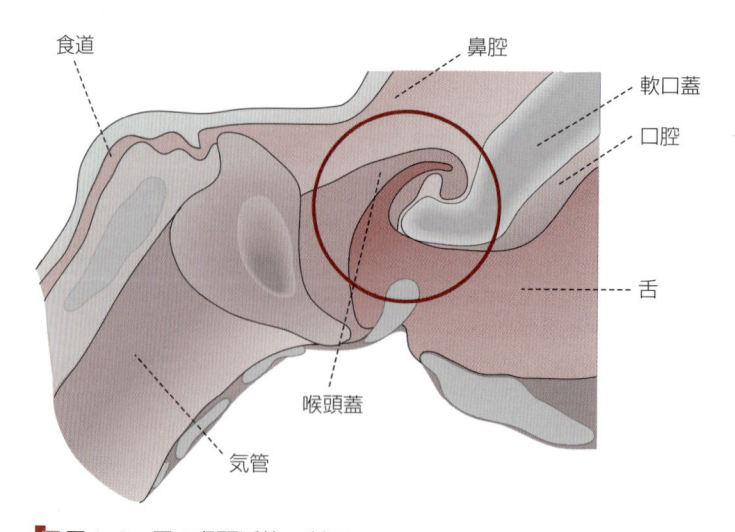

■ 図1-2　馬の喉頭近傍の断面（文献4より）
　丸印で囲んだ部分に特徴を有する．すなわち，喉頭蓋谷に安静呼吸時の軟口蓋ははまり込んでいる．

蓋運動を中心とし，咽頭側壁，咽頭後壁の協調運動の下に行われる口腔と鼻腔を分離する機能，すなわち口蓋帆・咽頭閉鎖機能（velopharyngeal function：VPF）のモデルになるためである．すなわち，正常な構音運動と発声には正常なVPFの調節を必要としており，多くのspeechの障害への対応には，まずVPFの評価と対応は必須である．

　一方，VPFは摂食嚥下活動においても重要な働きをもっている．食物摂取時に咀嚼された食塊を口腔から咽頭に舌運動によって送り込むためには，軟口蓋～前口蓋弓に食塊先端が触れることで軟口蓋が挙上して口峡を開大し，食塊の先端が咽頭に送り込まれ始めると，挙上した軟口蓋に向かって個人ごとの固有の時間差をもって再び舌が挙上することで気密に口峡を閉鎖している[2]．この一連の口峡の開閉運動も，軟口蓋に停止する筋群の働きによって行われている．VPFに問題があると，送り込みの障害を惹起し，引き続いて生じる気密な口峡の閉鎖が障害されることで誤嚥が生じることも報告されている[3]．

　このように，speechと嚥下の両方においてVPFは重要な役割を有しており，これらの臨床にあたってはVPFについての評価が必須である．

A. 動物は参考になるか

　図1-2は，安静時の馬の口腔・鼻腔・喉頭の矢状断面である[4]．四本足動物では，ほぼ共通した所見を示す．すなわち，軟口蓋後縁が喉頭蓋谷に嵌り，喉頭蓋の前面と舌の背面によって握られたようになっている．そのため，呼吸時には鼻腔の後端（後鼻孔）が直接気管入口部に接続され，食物の嚥下時には喉頭蓋が気管口を閉鎖すると，軟口蓋は鼻腔後端を閉鎖する．すなわち，口腔の最遠心部が

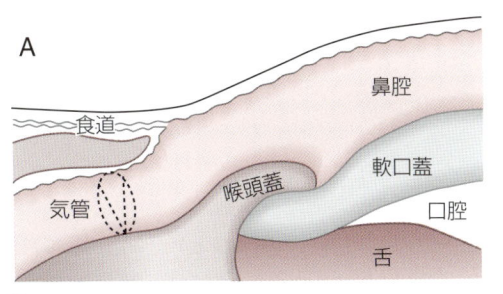

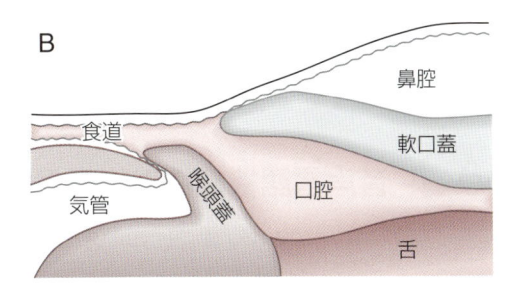

図1-3 馬の喉頭近傍の矢状断面の模式図（文献5より）
A：呼吸時．鼻腔は気管と直結する．気管内に破線で記入したのは仮に置いたとした声帯である．呼気を使って声帯を振動させても，その音（声）は口腔には誘導されないことがわかる．
B：嚥下時．喉頭蓋で気管を，軟口蓋で鼻腔を閉鎖する．口腔は食道に直結する．

食道入口部に直結する[5]（図1-3）．その結果，草食動物の多くでは誤嚥するリスクは低い．

しかしながら，これらの動物の気管にヒトと同様の声帯を設けて，呼気を使って震わせたとしても，生じた「音」は鼻腔に伝播するだけであり，口腔には共鳴しない．すなわち，舌-喉頭蓋-軟口蓋からなるこのような構造をもつ動物では，耳に聞こえる声を口から表出できない．

一方，人は二本足歩行になったことで，四足動物では頭頂部にある顔面が腹側へ移動し，気道上部は引き伸ばされ，上咽頭で前方にほぼ直角に屈曲し，軟口蓋は上前方へ引き抜かれ，喉頭は下方へと移動した．この軟口蓋と喉頭蓋が上下方向に離れたことでVPFと長い咽頭が賦与され，口腔内圧を形成して閉鎖性子音を表出でき，断面積を調節して咽頭に喉頭原音を共鳴させて母音が表出できるようになり，耳に聞こえる「ことば」を有するようになった．一方，喉頭が下降し，長い咽頭が生じたことで，嚥下時には，咽頭を経由して口腔から食塊を食道へ移送する際に，口峡を開放閉鎖する調節が必要となった．

以上のように四足歩行動物は，解剖学的に末梢構造は大きくヒトと異なるうえ，speechの神経筋機構を有さない．そうした動物での呼吸活動を調べることによって，あたかもヒトのspeechの調節を推察した研究結果や報告があるが，動物から得られた結果は，人でのspeechの機能や摂食嚥下機能の障害に対する臨床に資するものはほとんどない．

Memo 1-1　馬は「ヒヒーン」と啼いているのか

馬の頭部矢状断面の構造（軟口蓋と喉頭蓋と舌の間の喉頭蓋谷で把持しているように見える）から，ウマが呼気を使って声を作っても，それは鼻腔に響くだけである．英語での馬の鳴き声を表す言葉「neigh」の語頭は鼻音 /n/ であり，ウマは口を使って「ヒヒーン」とは啼いていないと英語を話す人は感じていることがわかる．

2 臨床上の意義

A 音声言語機能における意義

　子音（鼻音以外）とは，構音器官（舌-口蓋，口唇-口唇，など）どうしを各音素に固有の位置（構音点）で接触もしくは近接させることで発声時の呼気を構音点の後方で閉じ込め，必要な高さまで上昇させた口腔内圧を利用して発生させる乱流や破裂により生成される雑音である．一方，母音（鼻音化母音以外）とは，閉鎖された声門を呼気が吹き抜けるときに生じる音（喉頭原音）を，喉頭上部の声道断面積を調節して音響特性を変化させることで生成される音である．いずれも正常な聴覚印象を与えるには，軟口蓋による咽頭の閉鎖による口腔鼻腔の多様な分離−VPF−が必要である．すなわち，口蓋帆・咽頭閉鎖機能が不十分（口蓋帆・咽頭閉鎖不全，velopharyngeal incompetence：VPI）であれば，呼気は鼻腔に漏出し口腔内圧は高まらないため，子音は表出のためのエネルギーが得られず鼻子音化し，母音は鼻腔での反共鳴のため鼻母音化する．さらに，長期に放置された場合には，誤った代償性の構音動作（構音障害）を獲得してしまうことも多い．

　したがって，構音機能や声音の障害には，まずVPFの調節様相を基礎において行われるべきであるが，聴覚，音声言語学，音声音響学の研究に比べて，口蓋帆・咽頭閉鎖機能の調節に関する研究は世界的にも少ない．それは，VPFが体腔内の運動でアプローチが困難であること，学習によって獲得される機能と呼吸機能との複雑な協調関係に基づいていること，音声言語機能がヒト固有であることが原因している．口蓋帆・咽頭閉鎖機能の調節を，麻酔下で行った動物実験の結果に基づいて説明するような解説書があるが参考にならず，それを基礎にして臨床を行うと誤った結果となる．

B 咀嚼嚥下機能における意義

　ヒトの咀嚼嚥下機能は，顎骨の構造からは草食動物のそれに近似している．草食動物を用いて，食塊嚥下時の中枢における制御様相を調べることで，ヒトでの中枢での嚥下運動の調節様相を推察するヒントを得ることは可能である．また，顎関節の回転運動と滑走運動を複雑に組み合わせて下顎骨を前後上下左右に動かして，食物を咀嚼して嚥下する運動も草食動物と近似している．しかしながら，主たる目的が生命維持にある動物での食物摂取行動と，食文化の影響や嗜好などの要素の関与するヒトでの食物摂取時の末梢器官の機能調節の様相は異なると考えられる．咀嚼中には，軟口蓋は舌と接触して鼻呼吸を保障しているものの，軟口蓋の下垂と舌の挙上を担う口蓋舌筋の働きにより，食物は舌と口蓋により押しつぶされつつ，咽頭方向にわずかずつ送り込まれる[6]．この際に生じた食物の匂

いは，中咽頭を経由して上咽頭から後鼻孔に入り，咀嚼運動を調節している[7]．主たる食塊が，個人ごとに嚥下できるテクスチャーに変化すれば，咽頭方向に一塊として移送され，その先端が軟口蓋〜前口蓋弓に接触すると，口蓋帆挙筋活動により軟口蓋は挙上して口峡は開大し，食塊は咽頭に入り込み始める．舌が食塊を硬口蓋に圧迫する舌の加圧位置が軟口蓋にかかると，口蓋帆張筋は反射性に緊張して，舌と軟口蓋の間で食塊はより強く圧迫され送り込まれる．

さらに，食塊が咽頭に入り込み始めると，軟口蓋は咽頭後壁ならびに舌と気密に接触することによって咽頭を密閉腔にし，咽頭内に陰圧を発生させて吸引に寄与し，食塊が下咽頭に入り込むと，舌と咽頭後壁との間での圧迫による陽圧を咽頭に閉じ込める役割をなす．軟口蓋を構成する筋群の活動調節が不適切であると，誤嚥症状が生じる可能性がある．

c. speechと嚥下に関わる口蓋帆・咽頭閉鎖機能をみるうえでの注意

口蓋帆・咽頭閉鎖機能は音声言語活動と摂食嚥下活動の両方において重要な役割を演じている．speechでは正常な構音と声音の形成に必須の機能であるが，口蓋帆・咽頭閉鎖機能自身は声をつくることはなく，また嚥下活動においては直接的に食塊の移送には関与しない．軟口蓋の挙上下降による単純なon-off運動で口腔と鼻腔を遮断すると思われているが，いずれの活動も正常な口蓋帆・咽頭閉鎖機能を基本として行われている．

また，speechの際に軟口蓋で口腔鼻腔が分離される結果を嚥下時と同じであるとして，speechの訓練を行うと嚥下訓練になるかのような指導法が紹介されているが，それぞれの活動のために関与する神経筋群の時間的な協調運動の様相や活動の強さは相違しており，そのような訓練法が何を改善するのかについての合理的な説明が必要である．

Memo 1-2　軟口蓋は構音器官か？

音素の相違によって軟口蓋の挙上位は変化する．軟口蓋の挙上位は口蓋帆挙筋活動に応じて変わると，同筋の筋腹が咽頭側壁内部を走行するため咽頭側壁の内方運動も変化する．すなわち，軟口蓋の挙上位の調節は声道断面積を変えて共鳴の調節にも関与していると思われる．「軟口蓋音」といわれる音素（[k]，[g]，[ŋ]）は，舌と軟口蓋が接触して作られる．しかしながら，軟口蓋の主たる運動である挙上運動で生じる音はないため，軟口蓋は「音をつくらない構音器官」と言える．

3 「鼻咽腔」という腔はあるのか？

　多くの成書や医療現場でも，「口蓋帆・咽頭閉鎖機能」のことを「鼻咽腔閉鎖機能」と称している．ときには上咽頭から中咽頭までを「鼻咽腔」としているものもある．さらに，いかにも実際に「鼻咽腔」と称する腔があるかのように，「鼻咽腔を閉鎖する」「鼻咽腔を狭小化する」との言い方がなされ，また，嚥下に関連する学会のホームページにupされている「嚥下造影の標準的検査法」(http://www.jsdr.or.jp/wp-content/uploads/file/doc/VF8-1-p71-86)にも「鼻咽腔に漏出する」「鼻咽腔に逆流する」という表現がみられる．

　鼻咽腔閉鎖機能と称している原語は，velopharyngeal functionであり，velum（口蓋帆，軟口蓋）でpharynx（咽頭）を閉じるfunction（機能）のことである．すなわちvelopharynxという管腔構造があって，それを狭くしたり閉鎖したりするという機能があるのではない．velopharynxという術語が使われる場合もあるが，その場合には軟口蓋が安静位（すなわち非活動時）にあるときの，上咽頭と中咽頭がcouplingした状態をいう場合が多く，そのような「腔」を正確に表現する場合には"velopharyngeal port"としていることが多い．したがって，嚥下造影検査の際のガイドライン「嚥下造影の標準検査法」にある「鼻咽腔に漏出する」「鼻咽腔に逆流する」という表現は誤りである．本書では，原語にしたがって「口蓋帆・咽頭閉鎖」機能として著す．

■■ 文献

1) VanRiper C, Emerick L：Speech Correction, 7th Ed, Prentice-Hall, New Jersey, p.36, 1984.
2) 舘村 卓：食物物性および一口量の嚥下機能に対する影響—口蓋帆咽頭閉鎖機能に焦点を当てて—．日本味と匂学会誌，**17**(2)：87-96, 2010.
3) Leopold NA, Kagel MC：Dysphagia in progressive supranuclear palsy: Radiologic featrures. *Dysphagia*, **12**：140-143, 1997.
4) 加藤嘉太郎：家畜比較解剖図説，養賢堂，p.311, 1976.
5) 舘村 卓：摂食・嚥下障害のキュアとケア，医歯薬出版，p.8-9, 2009.
6) Hiiemae KM, Palmer JB：Food transport and bolus formation during complete feeding sequences on foods of different initial consistency. *Dysphagia*, **14**(1)：31-42, 1999.
7) 小竹佐知子：食品咀嚼中の香気フレーバーリリース研究の基礎とその測定実例の紹介．日本調理科学会誌，**41**(2)：84-92, 2008.

第2章 口蓋帆・咽頭閉鎖機能に関わる解剖学

1 正常解剖—口腔前方から咽頭に向かって

A. 肉眼所見（図2-1）

健常者に鼻呼吸をしながら開口することを命じて，舌を舌圧子で下方に圧下すると，軟口蓋の下垂した状態が見られる．舌の正中線の延長上には口蓋垂が見られる．軟口蓋の左右側縁には，舞台の袖にある緞帳のような幕状の粘膜ヒダが前後に2枚見られる．前の幕を前口蓋弓（anterior faucial pillar）〔口蓋舌弓（palatoglossal arch）〕といい，後ろを後口蓋弓（posterior faucial pillar）〔口蓋咽頭弓（palatopharyngeal arch）〕という．これらの幕にはVPF（口蓋帆・咽頭閉鎖機能）に関わる筋として，前口蓋弓には口蓋舌筋（palatoglossus muscle），後口蓋弓には口蓋咽頭筋（palatopharyngeus muscle）が収容されている．

/a/の発音を命じると軟口蓋は挙上する．母音単音では，健常者においても，その表出した単母音の約30％において軟口蓋による閉鎖は不十分であるため[1]，顕著な挙上を示さないこともある．軟口蓋が挙上すると，軟口蓋の前後的に後ろ

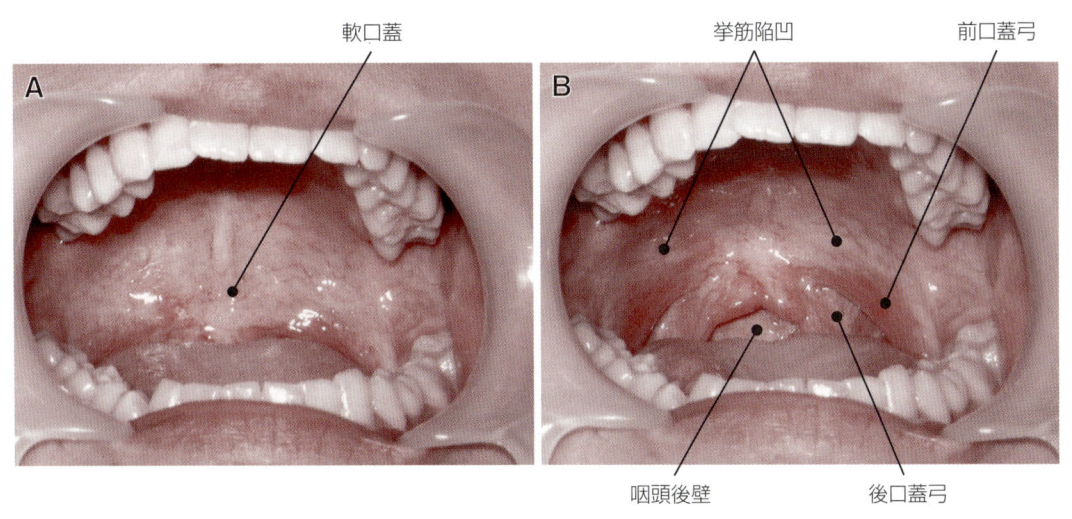

図2-1 硬・軟口蓋表層の肉眼所見
A：安静時，B：/a/発音時．軟口蓋に口蓋帆挙筋付着部を示す陥凹（挙筋陥凹：levator dimple）が見える．

第2章 口蓋帆・咽頭閉鎖機能に関わる解剖学

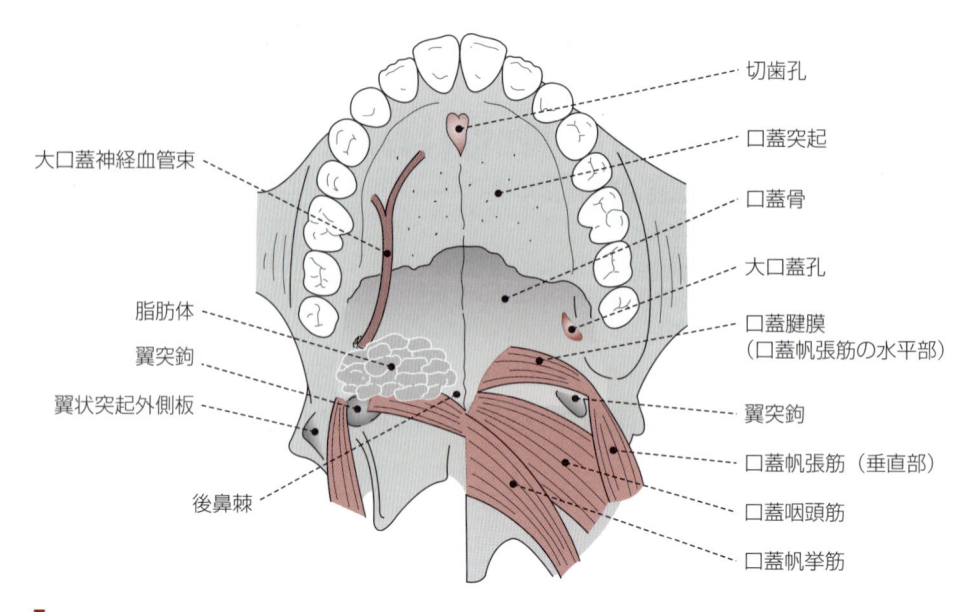

図2-2 口腔表層粘膜を剥離した硬・軟口蓋（仮想図）
大口蓋神経血管束，脂肪体は左側にだけ示している．右側は脂肪体を除いた図．

1/3の部分が顕著に挙上し，陥凹が生じる．健常者の場合には，正中を中心として対称的に楕円形の凹みが生じ，楕円の左右両端が特に強く挙上する．この凹みを挙筋陥凹（levator dimple）と呼び，口蓋帆挙筋の付着位置を示す．

/a/発音時に正面奥に見える壁が咽頭後壁であり，この壁の内部には上咽頭収縮筋が収容されている．軟口蓋の平均的挙上位の高さである口蓋平面と咽頭後壁との交点に相当する位置に上咽頭収縮筋の上縁があり，口蓋帆・咽頭閉鎖不全症の際にPassavant隆起が生じる位置である．

B. 硬・軟口蓋の粘膜を剥離した所見

仮に表層の粘膜を剥離した場合に見られる構造を図2-2に示す．前方から切歯孔（incisal foramen），口蓋突起，口蓋骨（palatine bone）が見える．口蓋骨には大口蓋神経血管束（greater palatine neurovascular bundle）が左右対称に見られ，大口蓋孔の遠心部には脂肪塊が見られる．この脂肪塊は，舌と口蓋が接触する際に変形することによって，気密な閉鎖を支援している（Memo 2-1）．口蓋骨の後方には，上方に向かって凸面となっている口蓋帆張筋の水平部分が見られる．その両端には口蓋帆張筋の腱様（口蓋腱膜）の部分があり，それは蝶形骨の翼状突起の内側板の翼突鈎（hamulus）で屈曲して，口蓋帆張筋の垂直部に移行している．口蓋腱膜を剥離除去すると口蓋骨の後縁が露出する．正中には後鼻棘（posterior nasal spine：PNS）が見られる．口蓋腱膜の後ろには，口蓋帆挙筋，口蓋舌筋，口蓋咽頭筋が混在する筋群が見られる．これらの筋群を鼻腔側粘膜近くまで剥離すると，軟口蓋正中に口蓋垂筋が見られる．

Memo 2-1　筋活動と脂肪の役割

　筋が粘膜下で弛緩収縮して器官を運動させるためには，筋自体が器官内で移動することが必要である．脂肪はそのための潤滑効果を有している．しかしながら，脂肪の役割はそれだけではない．一般に，気密な閉鎖を行う必要のある場合，たとえば液体や気体を輸送するために管と管を接続する場合には，硬い管の断面どうしの間に柔らかい物質（ガスケット）を介在させることで管どうしの密着性を高める（図2-3A）．食物を咽頭方向に送り込む際には，舌と軟口蓋が気密に接触する必要がある．筋は収縮することで硬くなり，その表面にある脂肪体がガスケットの役割をなす．このことは，軟口蓋が挙上して，咽頭後壁との間で気密な閉鎖を行ううえでも，口蓋帆挙筋と咽頭収縮筋が収縮して固くなり，軟口蓋の鼻腔側にある疎性結合組織がガスケットの役割をなすことも同様である（図2-3B）．

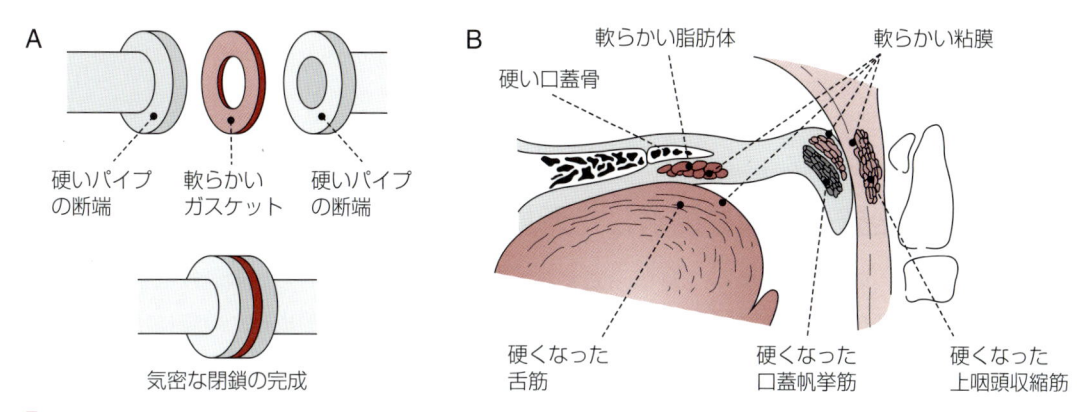

図2-3　気密な閉鎖のための方法

A：パイプどうしを気密に接続するためには，硬いパイプの断端の間に柔らかいガスケットを挟みこむことで気密な閉鎖が得られる．
B：舌と硬・軟口蓋移行部での気密な閉鎖や，軟口蓋での口腔鼻腔の気密な分離が可能な背景．

　舌は筋肉の塊であるために運動（収縮）時には内部の筋が硬くなる．一方，口蓋骨も硬く，さらに硬・軟口蓋移行部にある口蓋腱膜も圧迫すると反射性に硬くなる（本章「口蓋張筋」の項〈p.16〉を参照のこと）．その結果，硬くなった舌筋と接触する側の骨口蓋や口蓋腱膜との間で舌と軟口蓋の粘膜（軟らかい）を挟むことになり，気密な閉鎖が達成される．

　軟口蓋の後上方挙上運動と咽頭後壁の前方運動による閉鎖時には，収縮して固くなった口蓋帆挙筋と上咽頭収縮筋（咽頭後壁）との間で咽頭後壁ならびに軟口蓋鼻腔側の軟らかい粘膜が挟まれることで，気密な閉鎖が達成される．

Memo 2-2　見えるか見えないかで分ける口蓋裂のタイプ

　口蓋裂には，肉眼で確認できるタイプ（overt cleft）と肉眼では発見しがたいタイプ（occult cleft）がある．いずれの口蓋裂であろうともPNSは分離している．したがってoccult cleftであっても，口蓋の正中を前方から後方に向かって触診すると，硬口蓋から軟口蓋への移行部において後鼻棘の分極した触診所見が得られる．

第2章　口蓋帆・咽頭閉鎖機能に関わる解剖学

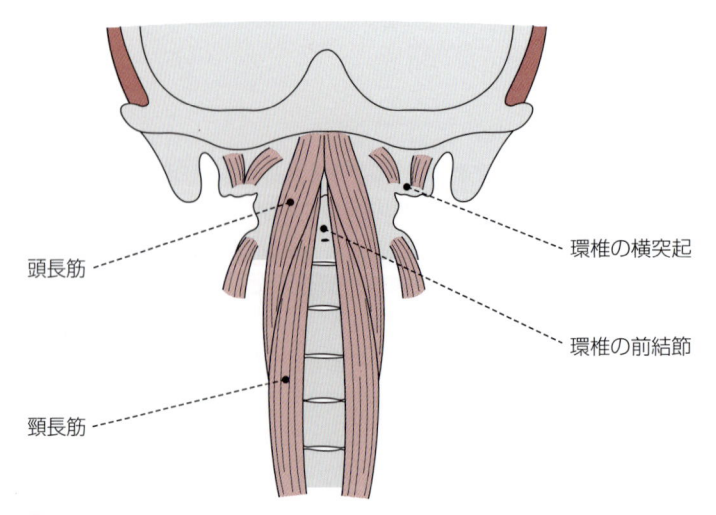

図2-4　頸長筋と頭長筋の走行
環椎の横突起（すなわち前結節の高さ）の位置で両筋は正中から外れて外側に逃げるように走行する．外側に走行した両筋の間には椎前筋膜が観察される．

c. 咽頭後壁の粘膜を剥離した所見

　咽頭後壁の粘膜を剥離除去すると上咽頭収縮筋が現れる〔咽頭後壁粘膜と上咽頭収縮筋の結合は固く，実際の手術（たとえば咽頭弁形成術）の際には咽頭後壁の粘膜だけを単独で剥離することは極めて困難である〕．上方から環椎の前結節までの咽頭後壁には，環椎の位置で両外側に逃げるように走行する2つの縦走筋群が見られる．頭長筋（M. longus capitus）と頸長筋（M. longus coli）である（図2-4）．これら2つの筋が側方へ消失する環椎のレベルの下方には椎前筋膜が見られる．椎前筋膜と上咽頭収縮筋は疎性結合組織によって結合しており，これら二者の剥離は環椎以下のレベルでは容易である．このことは，環椎前結節前縁（容易に触知できる）が咽頭弁形成術を行う際に出血を防止して，安全に咽頭弁を挙上するうえでの参考点になることを示している．

Memo 2-3　粘膜下口蓋裂の鑑別のためのCalnanの三徴

①軟口蓋正中の暗線，②二分後鼻棘，③口蓋垂裂の3つの特徴が得られた場合，粘膜下口蓋裂と診断する（5章図5-2〈p.55〉参照）．正常解剖では大口蓋孔の遠心から骨口蓋後縁周囲に厚みのある脂肪体があるため，触知できることはまれである．

2 正常解剖―正中矢状断面上での肉眼所見

A 硬口蓋・軟口蓋・咽頭後壁

　　頭蓋顎顔面を正中矢状面で鼻中隔を撤去側半側に含めて二分し，残り半側を側面から観察する（図2-5）．前方から骨口蓋が確認でき，その前方には前鼻棘（anterior nasal spine：ANS）が見られる．骨口蓋を後方にたどると後鼻棘（posterior nasal spine：PNS）が確認できる．ANSとPNSを結ぶ平面を口蓋平面（palatal plane：PP）といい，口蓋帆・咽頭閉鎖の平均的高さとされている[2,3]．正常解剖では，口蓋平面と咽頭後壁との交点は環椎の前結節の近傍にある．注意するべきは，口唇形成術を受けた患者では，ANSに付着する口唇周囲の筋がANSから剥離される手術操作によってANSが消失したり，新たな新生骨のために位置や形状が正常とは異なっている場合がある．特に両側性口唇裂の場合には切歯骨が口蓋骨から遊離しているため，口唇形成術によって切歯骨の位置自体が変わるとANSの位置も正常な位置から偏位する．そのため口蓋平面の傾きの決定には，口蓋裂手術を受けている場合にはANSが参考にならない．すなわち，口蓋裂術後例で歯科矯正治療を行う場合に，頭蓋顔面骨格を分析する際の基準平面である口蓋平面の決定には注意を要する．

　　さらに口蓋形成術を受けた症例では，鼻中隔や鋤骨に手術侵襲が及んでいるため，正常な発育状態にならず，特に後方での鋤骨の上下方向での発育が阻害される．その結果，口蓋平面は前から後に向かって上方に傾いた角度を有するよう

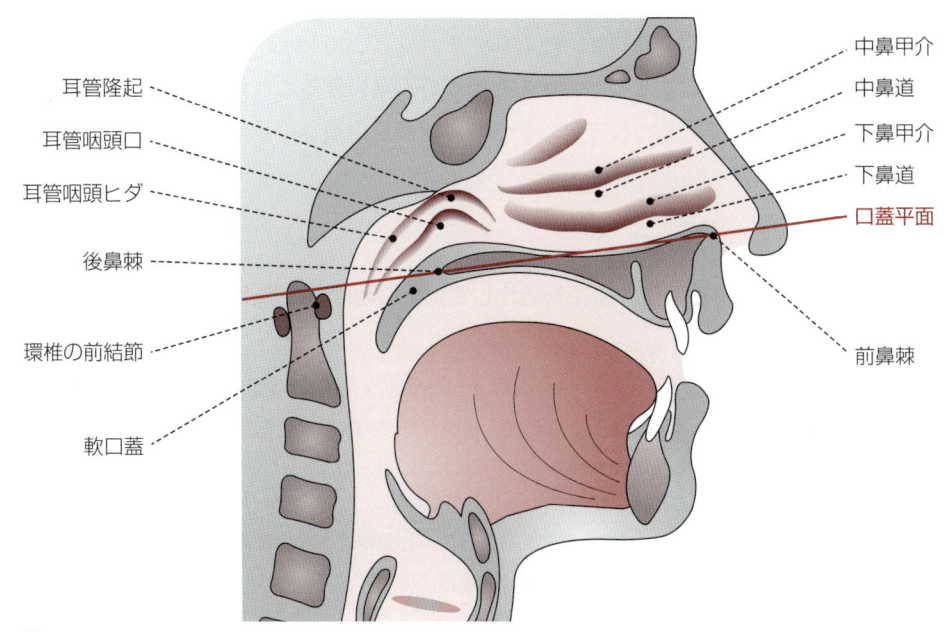

図2-5　顔面半側の肉眼像

第 2 章　口蓋帆・咽頭閉鎖機能に関わる解剖学

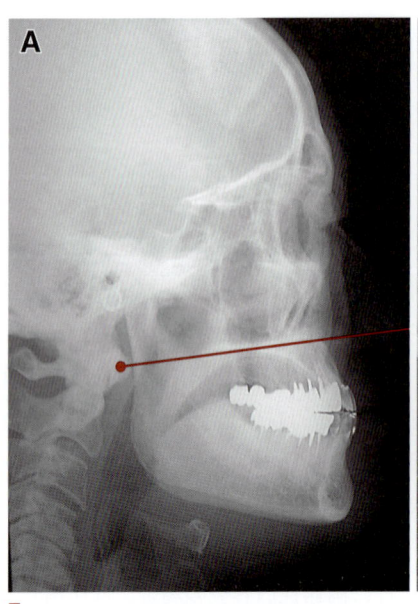

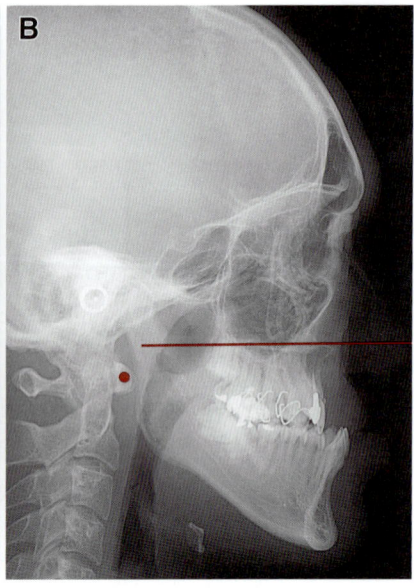

■ 図2-6　側方頭部 X 線規格写真
A：健常者．健常者では環椎の前結節の位置は口蓋平面にほぼ一致する（図2-5参照）．
環椎の前結節前縁（写真の丸印）をマークしている．マークは口蓋平面の延長上に
一致する．
B：口蓋裂術後例．鼻中隔や鋤骨への手術侵襲のために後上顔面高が短くなっているた
め，口蓋平面は環椎前結節より高い位置で咽頭後壁と交わる．

になる．そのため口蓋平面と咽頭後壁との交点は，健常者では環椎の前結節近傍になるが，口蓋裂術後例では環椎の前結節よりも高い位置になる．このことは，咽頭弁形成術において咽頭弁の基部の位置を決定する際に重要である（図2-6）．術前に側方頭部 X 線規格写真を撮影して環椎を確認しておき，咽頭弁形成術中に示指にて環椎を触知し，その高さを目安にして Rosenmüller 窩内側より小さな縦切開を入れることで，剥離の起始点を安全に作ることが可能である．

軟口蓋は，その前方で口蓋骨の後縁の自由端と口蓋腱膜（palatal aponeurosis）

Memo 2-4　咽頭弁形成術で不意の出血を防止して安全に咽頭弁を挙上するには

口蓋形成術後の症例では，鋤骨への手術侵襲のために後上顔面高は正常な場合と比べて短くなっている．その結果，口蓋平面と咽頭後壁の交点は，健常者での平均的高さである環椎の前結節の高さよりも高くなる．すなわち，咽頭弁基部の高さから咽頭弁を挙上しようとすると，頭長筋と頸長筋の筋腹に直接切開を入れることになり出血する可能性が高い．したがって，環椎の高さから切開を始め，脚側に向かって切開を進め，椎前筋膜から安全に咽頭弁を挙上した後に，環椎の高さから上方（頭側）に向かって，上咽頭収縮筋と両筋の間を鈍的に剥離することが望ましい．ただし，先天的に内頸動脈の偏位があることの多い VCF（velocardiofacial）症候群例では，術前に血管造影などにより血管走行を把握しておくことが必要である．

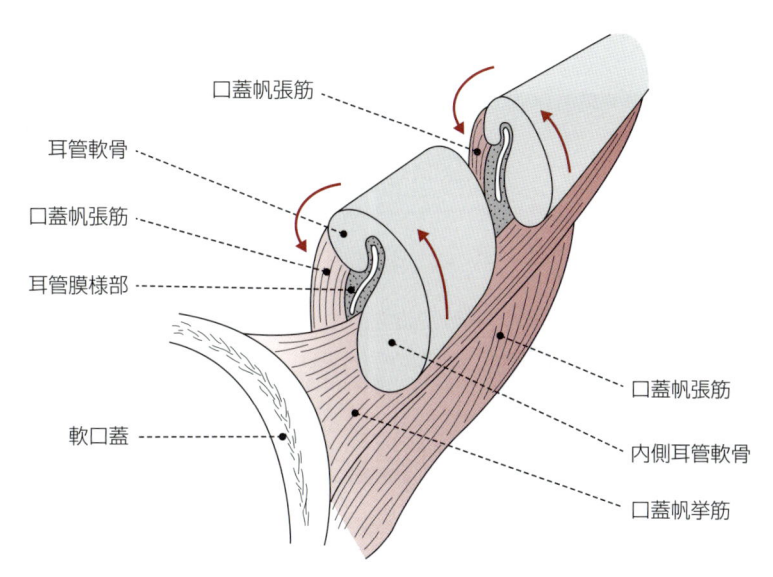

■ 図2-7　耳管と口蓋帆張筋および口蓋帆挙筋との関係（文献4より改変）

によって連続している（図2-2）．口蓋腱膜は前方で特によく発達しており，後方ではあまり発達していない．側方で，軟口蓋の筋線維は上咽頭収縮筋の線維と連続する．軟口蓋は後方に向かっており，弛緩しているときには下垂し，カーテンのように中咽頭の前壁を形成する．軟口蓋の断面には口蓋帆挙筋が見られる．軟口蓋挙上時の側方頭部X線規格写真を見ると，軟口蓋鼻腔側が指を曲げて拳を作った状態に似る．この隆起のことを（口蓋帆）挙筋隆起と称している．

　軟口蓋上部の上咽頭の側面には，耳管咽頭口が見られる．耳管は軟骨部と膜様部から構成されており（図2-7）[4]，膜様部には口蓋帆張筋が，軟骨部には口蓋帆挙筋が付着している．耳管の開放について，口蓋帆挙筋と口蓋帆張筋の両方が関与するとした説もあった[5]が，口蓋帆張筋が極めて重要であるとする説が主である．耳管咽頭口の遠心部には耳管咽頭筋の高まりが見られる．耳管咽頭筋は下方に向かって走行し，咽頭側壁を構成する．経鼻内視鏡で咽頭を観察すると視野の内側に耳管咽頭筋の高まりが確認され，閉鎖時にはこの筋が関与するかのような所見が得られる（図2-8）．しかしながら筋線維の方向や欠如する場合もあるこ

Memo 2-5　（口蓋帆）挙筋隆起は口蓋帆挙筋活動によって生じるのか？

　（口蓋帆）挙筋隆起は，収縮した口蓋帆挙筋の筋腹によるものとされていた[8]．しかしながら，Azzamら[9]は組織学的所見から，口蓋帆挙筋隆起は口蓋垂筋の役割である可能性を示唆し，さらにKuehnら[10]は会話時での口蓋帆挙筋活動と口蓋垂筋活動を記録し，これら2つの筋活動が近似していることを報告している．このことは，口蓋帆挙筋隆起というよりも口蓋帆（軟口蓋）隆起と称する方が適切であるといえる．

第2章 口蓋帆・咽頭閉鎖機能に関わる解剖学

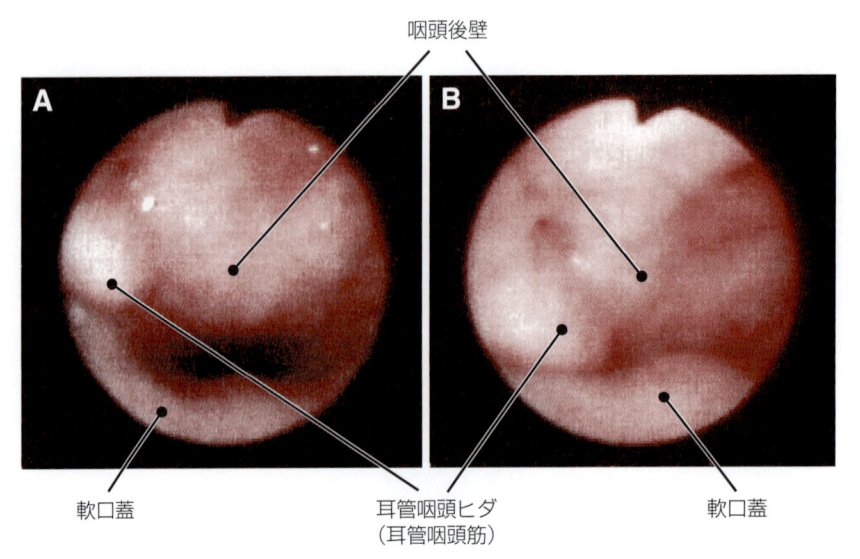

■ 図2-8 軟口蓋による咽頭の開放・閉鎖時の内視鏡所見（健常者）
A：安静時，B：発音時．
一見，耳管咽頭ヒダ（耳管咽頭筋）は閉鎖に関与しているように見える．

と[6,7]からは，口蓋帆・咽頭閉鎖に寄与するというよりも，嚥下時の食道入口部の引き上げ，耳管の開放に関わると思われる．軟口蓋の下には前口蓋弓と後口蓋弓があり，それぞれ口蓋舌筋と口蓋咽頭筋を収容している．

B 扁桃 (tonsils)

扁桃組織は，中咽頭への入口を囲むワルダイエル輪（Waldeyer's ring）と呼ばれる環状に位置するリンパ組織の集団である．この環は，側方が口蓋扁桃，上部に咽頭扁桃（アデノイド：adenoid），下部が舌扁桃（lingual tonsil）で構成されている．本来は外敵の侵入に備えるためのものであるが，口蓋帆・咽頭閉鎖機能には少なからず関与する．

1 アデノイド（咽頭扁桃）〔adenoids（pharyngeal tonsil）〕

アデノイドは，上（鼻）咽頭の後壁に位置するリンパ組織の集合である．成人での咽頭後壁は比較的平坦であるが，10歳程度までは咽頭扁桃が著明である．Subtelnyら[11]は，15人の被験者のアデノイドの成長を調べ，アデノイドが予測可能な発育過程をとることを報告している．出生直後に上咽頭の天井を形成し，後下方に傾斜して下方で咽頭後壁粘膜に移行する．アデノイドは生後6ヵ月頃から2歳頃までかけて上咽頭の半分を占める程度まで発達する．その後はゆっくりと成長を続け，9〜10歳頃にピークに達する．ピークに達した後，急激にその質量は減少しはじめ，成人期には完全に萎縮する[11]．以上から，上咽頭の天井の形状は，乳児，思春期，成人へと成長するに応じて凹面，凸面，凹面となる．こ

のことは，口蓋帆・咽頭閉鎖機能においても意味をもつ．

　すなわち，アデノイドが肥大している3～5（4～6）歳では，アデノイドの下縁は口蓋平面と咽頭後壁との交点，すなわち軟口蓋の平均的挙上レベルよりも低い位置になる．そのため，口蓋裂などで軟口蓋が短縮している場合や運動性構音障害の一症状として軟口蓋の挙上が障害されている場合であっても，肥大したアデノイドによって見かけ上の口蓋帆・咽頭閉鎖機能は良好にみえることがある．しかしながら，その後10歳以後までにはアデノイドが急激に萎縮するため，短小化した軟口蓋や挙上不全を補完できず，VPI（口蓋帆・咽頭閉鎖不全）となる．したがって，4歳時に小児での構音発達を評価する際，口蓋帆・咽頭閉鎖機能についてはこのアデノイドの影響についても知る必要があり，側方X線規格写真による評価は意味がある．

　肥大したアデノイドが耳管咽頭口を覆っていると，耳管が開放しても十分に排液されないことで浸出性中耳炎の罹患リスクが高くなり，伝音性難聴になる傾向がある．口蓋裂患者で構音発達が遅れる場合がある理由として，構音器官の構造的な問題以外にも，聴覚機能の問題もある．

　また，嚥下過程における準備期（咀嚼運動）では鼻呼吸が必要であるため，アデノイドが過大な場合，鼻呼吸が障害されることで咀嚼嚥下運動に影響が生じることがある．

2 口蓋扁桃（palatine tonsils）

　前口蓋弓（口蓋舌弓）と後口蓋弓（口蓋咽頭弓）の間に，下が上より広い小さな三角形の陥凹部が存在する．この陥凹部は扁桃窩とも呼ばれ，口蓋扁桃が存在する．口蓋扁桃は幼児で比較的大きく，ときにはほとんど中咽頭に通じる通路を閉塞するまでになるが，思春期直後に縮小するか消失する．口蓋扁桃の見える部分は粗面であり，そこには扁桃腺小窩（tonsillar fossulae）と呼ばれる陰窩が12～15個ほど開口している．

　肥大した口蓋扁桃が軟口蓋と咽頭後壁の間に介在する場合，軟口蓋の挙上が制限され，VPIとなることがある[12,13]．このような場合には，口蓋扁桃摘出術によって口蓋帆・咽頭閉鎖機能が改善することがあるが，一部では言語訓練やスピーチエイドの装着が必要な場合もある．また，肥大したアデノイドが呼吸路を狭小化している場合もVPIを呈する場合がある．すなわち，口蓋扁桃が肥大していることで鼻呼吸が困難となり，下顎を前方位にすることで口峡と咽頭を開大させて口呼吸によって代償している場合である．この場合，舌を前方位とするために口蓋舌筋が軟口蓋を挙上方向の反対側である前斜め下に牽引することによって，軟口蓋の挙上を抑制することがある．この場合に，扁桃摘出術後に構音訓練を行うことで，下顎を正常な位置に戻し，正しく鼻呼吸が可能になるように訓練すると改善することがある．

第2章 口蓋帆・咽頭閉鎖機能に関わる解剖学

3 口蓋帆・咽頭閉鎖機能に関わる筋群

　口蓋帆・咽頭閉鎖機能に関わる筋群全体の位置関係を総覧するには，Fritzel[6]の提示した解剖図（図2-9）が役立つ．この図によって，Fritzelは口蓋帆・咽頭閉鎖機能に関わる筋として5筋を挙げている．すなわち，①口蓋帆張筋，②口蓋帆挙筋，③口蓋舌筋，④口蓋咽頭筋，⑤上咽頭収縮筋である．さらに，Azzamら[9]は組織学的所見から，またKuehnら[10]は筋電図所見から，口蓋垂筋も関与するとしている．

　これら6つの筋の筋線維は，軟口蓋を挙上，下制，緊張，伸展させるようになっている．2つは下制-弛緩筋（口蓋舌筋と口蓋咽頭筋），2つは挙上筋（口蓋帆挙筋と口蓋垂筋），1つは下制-緊張筋（口蓋帆張筋），1つは伸展-緊張筋（上咽頭収縮筋）である．

A 口蓋帆張筋（tensor veli palatini muscle）

　口蓋帆張筋は，リボン状の筋肉として，蝶形骨の翼状突起内側板の基部にある蝶錐体裂の前にある薄いプレートから生じる．それは，蝶形骨棘と蝶形骨角，耳管（Eustachian tube：エウスタキオ管）の軟骨部の前外側壁からの筋線維を受ける．

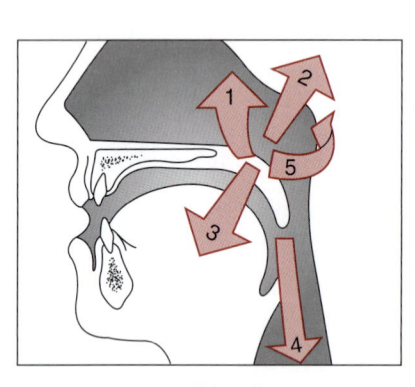

1. 口蓋帆張筋
2. 口蓋帆挙筋
3. 口蓋舌筋
4. 口蓋咽頭筋
5. 上咽頭収縮筋

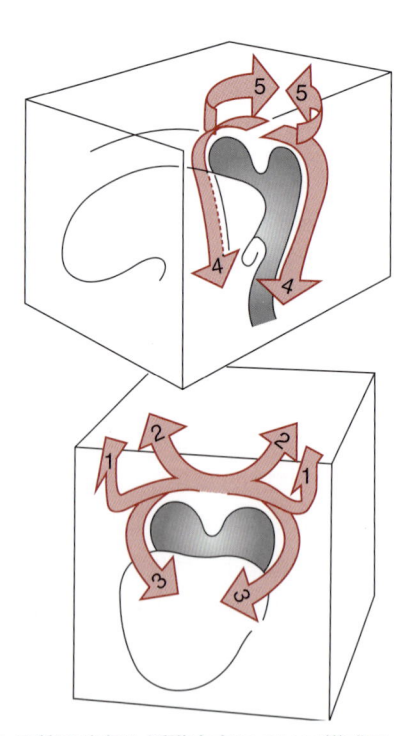

図2-9　Fritzelの提示したVPFに関わる筋の走行と活動方向について模式図
（文献6より）

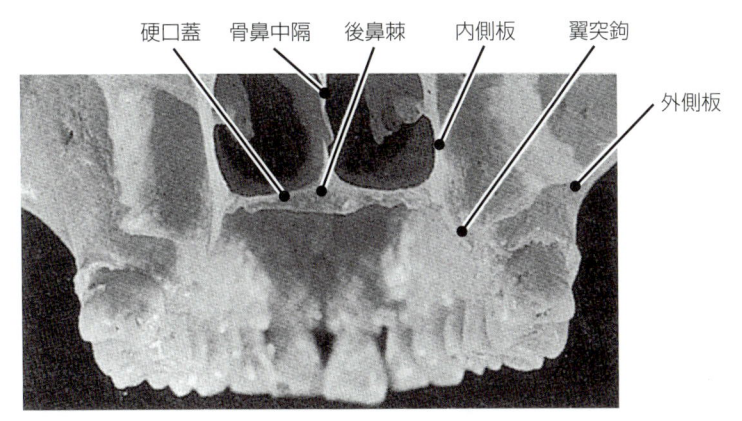

■ 図2-10 後面から見た硬口蓋と蝶形骨内側板ならびに翼突鉤
（文献14より）

翼突鉤の高さは硬口蓋の高さよりも低い．そのため安静時には，口蓋腱膜（口蓋帆張筋の水平部）は上に向かって凸状になったドームを形成する．

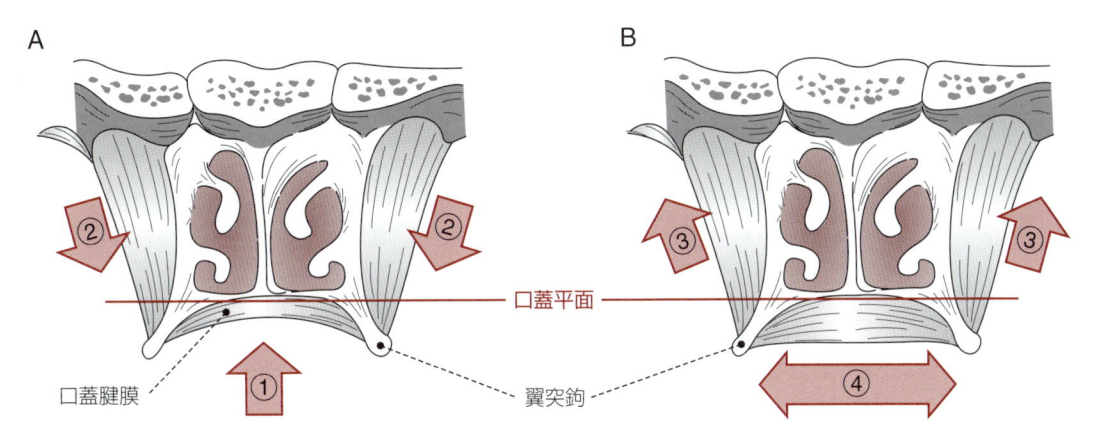

■ 図2-11 後方から見た蝶形骨（内側板，翼突鉤），口蓋帆張筋（垂直部），口蓋腱膜（口蓋帆挙筋は切除されている）

A：口蓋帆張筋が翼突鉤周囲を回って口蓋腱膜を構成することがわかる．口蓋腱膜が上方に押されると（①），口蓋帆張筋の垂直部は下方に急激に牽引される（②）．
B：口蓋帆張筋収縮時．垂直部の急激な反射性収縮（③）によって口蓋腱膜は両外側に伸張されて平坦化する（④）．口蓋の高さよりも蝶形骨内側板の翼突鉤の位置は低いため，口蓋腱膜中央は口蓋平面の高さより低い位置になる．

翼状突起内側板と内側翼突筋の間を垂直に下降し，薄い腱状の筋に変化して，翼状突起内側板の翼突鉤に巻きついて，内側に走行方向を変化させて扇状に広がる口蓋腱膜となる（図2-10）[14]．

翼状突起内側板の翼突鉤は硬口蓋の高さより幾分下方にあるため，口蓋帆張筋が収縮すると口蓋腱膜は硬口蓋より下方に向かう（図2-11）[15]．嚥下時に食塊が咽頭方向へ良好に送り込まれるためには，舌と口蓋の接触による送り込み圧が軟口蓋部でも維持される必要がある．口蓋帆張筋の収縮によって口蓋腱膜が硬口蓋より低くなることは，この圧迫圧を維持するうえで有効な働きをしていると考え

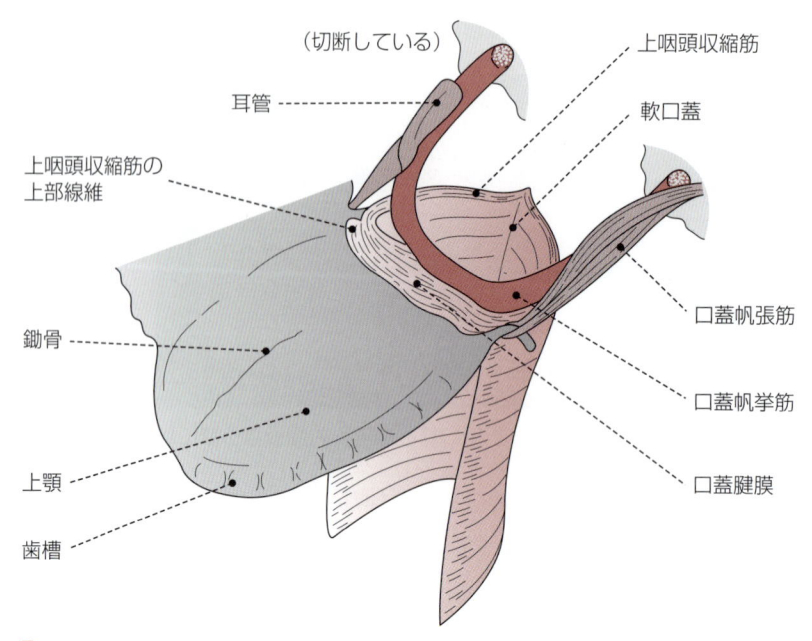

■ 図2-12 口蓋帆挙筋の走行（文献16より）
左右の口蓋帆挙筋（濃赤色で示す）は耳管に接しながら翼突鈎は回らないで軟口蓋内に入り込み，反対側の同名筋と混じり合って筋輪を構成する．

られる．同時に，口蓋帆張筋は耳管の膜様部の前外側壁を，動かない軟骨性の内壁と分離し，通常は閉鎖している耳管を開放して，内耳腔の空気圧を外気圧と等しくする．もしも口蓋帆張筋に運動障害があると，耳管の開放が障害され，耳管内の浸出液が排液されないため中耳炎になることがある．口蓋帆・咽頭閉鎖不全症であったり，口蓋裂児に中耳炎が多いことは，軟口蓋運動の障害も関与している．

B. 口蓋帆挙筋 (levator veli palatini muscle)

口蓋帆挙筋は軟口蓋挙上筋の主体である．側頭骨の錐体部の頂点と耳管の軟骨部の後内側壁から生じ，前下内方に走行し，軟口蓋に入るシリンダー状の筋である．左右の口蓋帆挙筋線維は軟口蓋の上面に沿って分布し，反対側からの同名筋と交雑して，口蓋帆挙筋筋輪（muscle sling，口蓋帆挙筋ワナ）を作る（図2-12)[16]．口蓋帆挙筋が収縮すると，安静時にほぼ垂直になっている軟口蓋は口蓋平面の高さまで挙上して，わずかに後方に軟口蓋を引っ張る．この結果，軟口蓋は咽頭後壁に接触し，鼻腔から口腔を分離する．

C. 口蓋垂筋 (uvular muscle)

口蓋垂筋は口蓋骨の後鼻棘と近隣の口蓋腱膜から生じる，不対の筋である．しばしば一対の筋肉とされることがあるが，解剖学テキストでは奇状，不対である

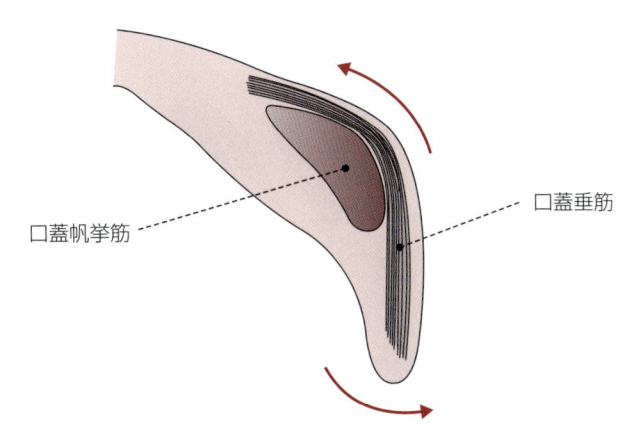

■ 図2-13　speechにおける口蓋垂筋の役割についての模式図（文献10より）
　　口蓋垂筋が収縮すると，咽頭後壁に接触した軟口蓋鼻腔側粘膜は前方に引かれるために，咽頭後壁との線状の接触状態から面状の接触状態になり，より気密な閉鎖が達成される．

としている．後方に向かって軟口蓋全長を走行し，口蓋垂に入る．収縮すると，軟口蓋を短くし持ち上げる．Kuehnら[10]は，口蓋帆挙筋の活動によって咽頭後壁に軟口蓋が線状に接触した後，口蓋垂筋の活動によって軟口蓋の鼻腔側粘膜が前方に牽引されることで，面状に咽頭後壁に接触させて，より気密に口腔鼻腔分離するうえでの閉鎖強度の増大に貢献しているとしている（図2-13）．

D　口蓋舌筋（palatoglossus muscle）

　口蓋舌筋は，口蓋腱膜の下面で反対側からの同名筋と連続し，その場所から下前外方に走行して舌側縁に入り，縦舌筋と混ざる．この筋の表面は粘膜で覆われており，口蓋舌弓（前口蓋弓）を形成する．収縮すると，軟口蓋は下垂するか，軟口蓋が挙上位で固定されていると舌背と舌側縁を挙上する．この筋肉の走行は半円状であるため括約筋様に活動し，収縮すると口蓋舌弓（palatoglossal arch）は短縮する（図2-14）．

Memo 2-6　口蓋垂裂を見たら気をつけること

　口蓋垂裂（bifid uvula）は75人に一人の割合で発生する．口蓋垂裂は粘膜下口蓋裂の可能性を示すために，重要な臨床的意義をもつ．粘膜下口蓋裂では，軟口蓋は一見したところ無傷の粘膜であるため正常に見える可能性があるが，口蓋帆挙筋を含む筋組織の欠損が存在する可能性がある．青っぽい色合い（特に正中線で）をもつ口蓋垂裂と軟口蓋は，口蓋が短く適切な筋系がないことを示唆する．頻回の中耳炎，難聴，食事の鼻孔からの漏出がある場合には疑う．

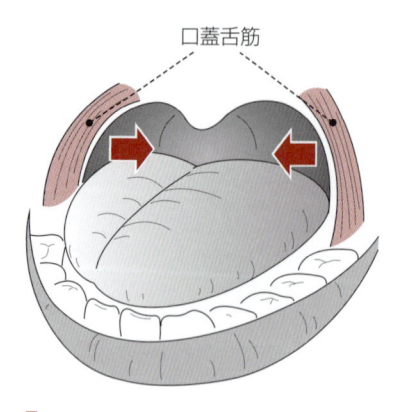

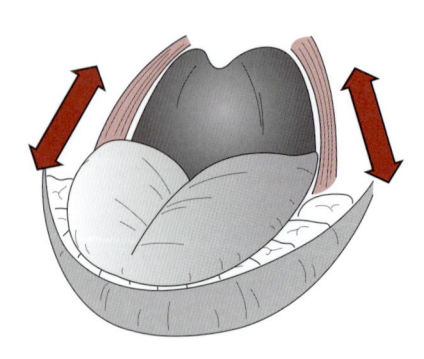

■ 図2-14　口蓋舌筋の収縮による舌の樋状の変化のメカニズム
　　　　　口蓋舌筋はアーチ状になって舌と軟口蓋の間で走行するため，収縮すると口蓋舌筋の筋腹は内方に偏位すると同時に，奥舌の舌側縁を軟口蓋に向かって挙上する．

E 口蓋咽頭筋（palatopharyngeus muscle）

　口蓋咽頭筋は軟口蓋の筋であり，咽頭の縦走筋である．筋線維の多くが軟口蓋で反対側からの同名筋と連続する．残りの筋線維の起始には複雑な枝分かれがあり，翼突鉤の領域から生じる線維もあり，また耳管の軟骨部から生じるものもある〔耳管咽頭筋（salpingopharyngeus muscle）〕．

　口蓋咽頭筋は，その筋線維の生じる位置のすぐ遠心部を下行する口蓋帆挙筋によって，2つの束に分けられる．1つの束は口蓋帆挙筋の上を通過し，一方は下を通過する．実質的に2枚の口蓋咽頭筋が，口蓋帆挙筋を挟んだ構造となる．口蓋帆挙筋の外側で，2つの口蓋咽頭筋の筋束は再び癒合して，単一のリボン状の筋となる．筋線維は，咽頭の下に向かうにつれて後口蓋弓（posterior faucial pillar）〔口蓋咽頭ヒダ（palatopharyngeal fold）〕に収納され，外向きに消失する．

　口蓋咽頭筋の主要な機能は，嚥下時に下咽頭に食塊を導くことである．中咽頭における筋線維が正面から見て半円形の走行をするために，この筋は口蓋を下方に牽引し，口蓋咽頭弓の間の距離を減少させる括約筋として活動する．このような活動は，嚥下や嘔吐の際に見られる動きである．この筋が収縮すると喉頭を持ち上げるか，前方に甲状軟骨を傾ける．これによって咽頭長は短くなり，食道入口部に食塊が入りやすくなる．

F 上咽頭収縮筋（superior constrictor muscle）

　上咽頭収縮筋は4つの異なる筋束からなる．

- 翼突咽頭筋（pterygopharyngeus muscle）：蝶形骨の翼状突起内側板の下1/3と翼突鉤の突起から生じ，その線維は口蓋咽頭筋の線維と混在する．このことは口蓋帆・咽頭閉鎖機能に関与することを示す．

- 頬咽頭筋（buccopharyngeus muscle）：上咽頭収縮筋の線維のなかには，翼突下顎縫線（pterygomandibular raphe，頬筋を咽頭収縮筋から分ける腱性の目印）に起因するものがあり，これをときに頬咽頭筋と呼ぶ．
- 顎咽頭筋（mylopharyngeus muscle）：顎舌骨筋線の後方と隣接する下顎骨の歯槽突起から生じる筋である．
- 舌咽頭筋（glossopharyngeus muscle）：舌の側縁から生じる2，3の筋束．

上記4筋の集合体としての上咽頭収縮筋の線維は，個々の構成筋の解剖学的特徴をもつことになる．内側翼状突起，翼突下顎縫線，下顎骨，舌側縁の起始から生じた後，後方に向かって走行し，咽頭側壁から後壁に移行する位置で内側に向かい，斜めに屈曲して正中咽頭縫線に入る．最上方の線維は，いずれの側も正中の外側の領域では頭蓋底に付着しないため，筋を含まない空間が口蓋帆挙筋と頭蓋底の間の領域には存在する．このスペースは腺組織と結合組織（咽頭腱膜）によって満たされ，モルガーニ洞（喉頭室；sinus of Morgagni）と称されている．

G 口蓋帆・咽頭閉鎖機能に関与すると考えられていた筋 —耳管咽頭筋（salpingopharyngeus muscle）

耳管咽頭筋は茎突咽頭筋と口蓋咽頭筋に密接に関係している．耳管咽頭筋は非常に細長い短冊状の筋肉であり，耳管開口部での耳管軟骨の内側面の下縁から生じ，下方に走行して，口蓋咽頭弓（後口蓋弓）〔palatopharyngeal arch（posterior faucial pillar）〕のすぐ横で耳管咽頭ヒダ（salpingopharyngeal fold）を形成する．その後，耳管咽頭筋は口蓋咽頭筋（palatopharyngeus muscle）の線維に混ざるため垂直に走行する．収縮すると，耳管咽頭筋は上内側に咽頭の外側壁を引く．

口蓋帆挙筋はこの筋の外側（身体内では深い層）を口蓋平面の高さで斜め下に向かって走行するために，口蓋帆挙筋収縮時の咽頭側壁の内方運動が耳管咽頭筋の収縮によるものと誤ってみなされたこともある．この筋の筋線維の方向からは，口蓋帆・咽頭閉鎖には関与できない．

Memo 2-7　口蓋帆・咽頭閉鎖機能に関わる筋紡錘

Kuehnらは，口蓋帆・咽頭閉鎖機能に関わる筋群の筋紡錘の分布について，口蓋舌筋，口蓋帆張筋，口蓋帆挙筋，口蓋咽頭筋，口蓋垂筋，耳管咽頭筋，上咽頭収縮筋を対象にして調べている．その結果，口蓋舌筋と口蓋帆張筋には大型で典型的な筋紡錘が稠密に分布するのが見られたが，これら2筋以外の口蓋帆挙筋，口蓋咽頭筋，口蓋垂筋，耳管咽頭筋，上咽頭収縮筋には，あっても小型であり，その数もわずかであることを報告している[17, 18]．Kuehnらはこの結果から，口蓋舌筋と口蓋帆張筋は反射性に運動し，主として嚥下時に食塊を咽頭に送り込むための活動を担っているとしている．

4 小児から成人までの口蓋帆・咽頭閉鎖機能に関わる解剖学的変化

　声道・気道を構成する組織の成長発育によって口蓋帆・咽頭閉鎖機能の様相は変化する．口蓋帆挙筋の走行は，胎児や乳児では水平であることから，Bosmaは口蓋帆挙筋を「咽頭口蓋帆張後方牽引筋（a tensor and posterior ward mover of the pharyngeal palate）」と称している[19]．すなわち，この走行方向では口蓋帆挙筋による軟口蓋の挙上は軽微であり，胎児や乳児での嚥下，発声，泣啼での活動は，舌や咽頭壁が相対的に大きく動くことで行われていると考えられる．

　成長に伴って頭蓋顔面は前下方に成長し，硬口蓋も同方向に移動する．その結果，上・中咽頭は前後上下的に拡大し，それに応じて軟口蓋運動の方向も前後上下的に変化する．さらにアデノイドが萎縮することによって，それまでは軟口蓋が直上のアデノイドとの間で達成していた口腔鼻腔分離の様相が変化する．すなわち，軟口蓋による口腔鼻腔分離は，小児期にはわずかな軟口蓋の上下運動で達成されているが，成長による咽頭の上下前後的な拡大に伴って，ダイナミックな斜め後上方運動を必要とするようになる．したがって，この咽頭の成長発育に軟口蓋が追随できない場合には口蓋帆・咽頭閉鎖不全症となる．

A 臨床上の意義

　複数の筋が複雑に関与する構造であるために，いずれかの筋の走行を乱す原因があると口蓋帆・咽頭閉鎖機能は障害される．そのような障害は必ずしも軟口蓋の内部だけに限らず，軟口蓋運動に関与する上記した筋群への侵襲があれば生じる．すなわち，口蓋裂，アデノイドや口蓋扁桃，腫瘍性病変（軟口蓋腫瘍，咽頭腫瘍，舌腫瘍）の存在ならびに，それらの手術に伴う瘢痕や器質欠損などが考えられる．

1 口蓋裂

　口蓋裂一貫治療の詳細については他書を参考にされたい．口蓋裂治療の重要なポイントは，①裂を閉じる，②軟口蓋を後方へ移動する，③左右に分かれて後鼻棘に付着する口蓋帆挙筋を，骨口蓋から剥離して正中で結合させて口蓋帆挙筋筋輪〔口蓋帆挙筋ワナ（levator muscle sling）〕を作ることである．初回手術は一般的に1～1.5歳頃に行われるために，その後の咽頭や頭蓋顔面の成長によって口蓋帆・咽頭閉鎖機能の運動様相は変化する．

2 口蓋扁桃・咽頭扁桃

　アデノイドの退縮や摘出によっても，口蓋帆・咽頭閉鎖の気密性は変化することが報告されている[20-22]．しかしながら，構造的に正常である健常児においては，アデノイドの摘出手術後に一過性のVPIが示されても，数時間～数日[20]，1

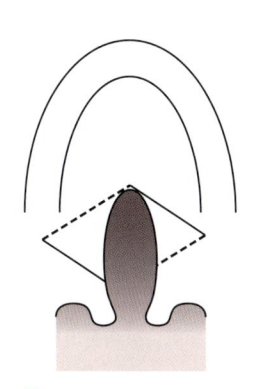

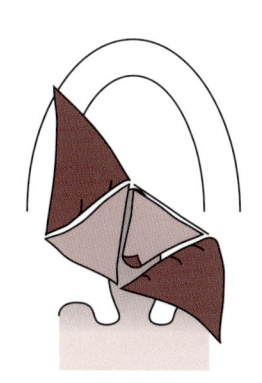

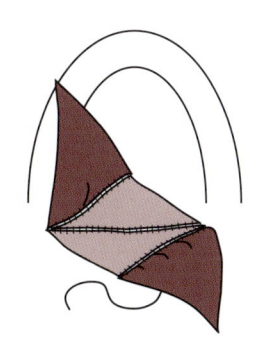

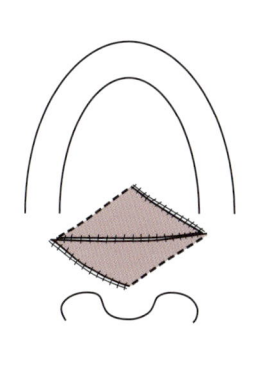

■ 図2-15　double opposing Z-plasty（Furlow）法
口腔側粘膜の左側三角弁の前縁，鼻腔側粘膜の右側三角弁の前縁に，それぞれ口蓋帆挙筋筋束が残るように切開し，口腔側，鼻腔側の口蓋帆挙筋筋束が重なるように縫合する．

〜2日[21]，2〜3週間[22]で改善し，恒久的なVPIになることはない[23]とされている．しかしながら，構造的にVPIとなるリスクを有する子供（たとえば口蓋裂術後例や粘膜下口蓋裂例）においては，アデノイドの退縮[24-26]や摘出[27,28]によってVPIが生じる場合がある．口蓋裂手術時に軟口蓋に大きな瘢痕が生じた場合には，瘢痕拘縮により軟口蓋は短小化し，運動（挙上と後方への伸展）が抑制されるために，アデノイドの摘出や退縮は口蓋帆・咽頭閉鎖機能に影響する可能性が高い．すなわち，体質的に瘢痕を形成しやすいmongoloidsに対して，軟口蓋に大きな三角弁を作成するdouble opposing Z-plasty[29]（図2-15）後の口蓋帆・咽頭閉鎖機能については，重大な関心をもって長期的に観察する必要がある．

3　腫瘍性病変

1）軟口蓋腫瘍

手術侵襲が口蓋帆挙筋筋輪に及んでいるかどうか，切除範囲が軟口蓋後縁を含むかどうかによって，障害の程度は異なる．片側の後縁を含めて軟口蓋を切除した場合には，軟口蓋後縁が残存する健側での口蓋帆挙筋の後上方挙上運動によって，残存した軟口蓋は未手術口蓋裂例と同様の外側に向かう運動となる．その結果，VPIの程度は，より重症化する．

2）咽頭腫瘍

咽頭腫瘍では，咽頭に生じた瘢痕により口蓋咽頭筋の運動性が障害されることによって，健側における軟口蓋運動が影響を受け，境界線上のVPIとなる．声道断面積の調節が障害されることで声音の共鳴が影響されるが，主たる障害は嚥下障害であることが多い．すなわち，軟口蓋の挙上障害，左右の口蓋咽頭弓の距離が短縮しない，咽頭の長径が短縮しないなどの障害が原因となる．

3）舌腫瘍

舌切除の範囲が口蓋舌筋付着部に及ぶ場合や前口蓋弓そのものに侵襲が及ぶと，軟口蓋の挙上運動が障害される．また付着部より前方であっても，瘢痕拘縮

により軟口蓋が下方に牽引される場合も同様である．

■ 文献

1) Moll KL：Velopharyngeal closure on vowels．*J Speech Hear Res*, **5**：30-37，1962．
2) Bzoch KR，Graber TM，Aoba T：A study of normal velopharyngeal valving for speech．*Cleft Palate Bulletin*, **9**：3，1959．
3) Mazaheri M，Millard RT，Erickson DM：Cineradiographic comparison of normal to noncleft subjects with velopharyngeal inadequacy．*Cleft Palate J*, **1**：199-210，1964．
4) 舘村 卓：言語聴覚学の解剖生理（Zemlin WR 著，舘村 卓，浮田弘美，山田弘幸訳），医歯薬出版，p.457，2007．
5) Seif S，Dellon AL：Anatomic relationships between the human levator and tensor veli palatine and the Eustachian tube．*Cleft Palate J*, **15**：329-336，1978．
6) Fritzel B：The velopharyngeal muscles in speech．*Acta Otolaryngol*, **250**(Suppl)：5-81，1969．
7) Trigos I，Ysunza A，Vargas D，et al．：The San Venero Roselli pharyngoplasty: an electromyographic study of the palatopharyngeus muscle．*Cleft Palate J*, **25**：385-388，1988．
8) Schprintzen RJ，McCall GN，Skolnick ML，et al．：Selective movement of the lateral aspects of the pharyngeal walls during velopharyngeal closure for speech, blowing, and whistling in normals．*Cleft Palate J*, **12**：51-58，1975．
9) Azzam NA，Kuehn DP：The morphology of muscles uvulae．*Cleft Palate J*, **14**：78-87，1977．
10) Kuehn DP，Folkins JW，Linville RN：An electromyographic study of the musculus uvulae．*Cleft Palate J*, **25**(4)：348-355，1988．
11) Subtelny JD，Koepp-Baker H：The significance of adenoid tissue in velopharyngeal function．*Plast Reconstr Surg*, **12**：235-250，1956．
12) Shprintzen R，Sher AE，Croft CB：Hypernasal speech caused by tonsillar hypertrophy．*Int J Pediatr Otorhinolaryngol*, **14**：45-56，1987．
13) McKenzie-Stepner K，Witzel MA，Stringer DA，et al．：Velopharyngeal insufficiency due to hypertrophic tonsils: a report of two cases．*Int J Pediatr Otorhinolaryngol*, **14**：57-63，1987．
14) 舘村 卓：言語聴覚学の解剖生理（Zemlin WR 著，舘村 卓，浮田弘美，山田弘幸訳），医歯薬出版，p.274，2007．
15) Peterson-Falzon S，Hardin-Jones M，Karnell M：Anatomy and physiology of the velopharyngeal system．In: Cleft Palate Speech, 3rd Ed，Mosby，p.72，2001．
16) Peterson-Falzon S，Hardin-Jones M，Karnell M：Anatomy and physiology of the velopharyngeal system．In: Cleft Palate Speech, 3rd Ed，Mosby，p.71，2001．
17) Kuehn DP，Templeton PJ，Maynard JA：Muscle spindles in the velopharyngeal musculature of humans．*J Speech Hear Res*, **33**(3)：488-493，1990．
18) Kuehn DP，Kahane JC：Histologic study of the normal human adult soft palate．*Cleft Palate J*, **27**：26-34，1990．
19) Bosma JF：Pharyngeal palate．In: Anatomy of the Infant Head, The Johns Hopkins University Press，Baltimore，p.391，1986．
20) Morris HL：The speech pathologist looks at the tonsils and the adenoids．*Ann Otol Rhinol Laryngol*, **84**(Suppl 19)：63-66，1975．
21) Morris HL，Krueger L，Bumsted R：Indications of congenital palatal incompetence before diagnosis．*Ann Otol Rhinol Laryngol*, **91**：115-118，1982．
22) Calnan JS：Submucous cleft palate．*Br J Plast Surg*, **7**：264-282，1954．
23) Siegel-Sadewitz VL，Shprintzen RJ：Changes in velopharyngeal valving with age．*Int J Pediatr Otorhinolaryngol*, **11**(2)：171-182，1986．
24) Mason RM，Warren DW：Adenoid involution and developing hypernasality in cleft palate．*J Speech Hear Disord*, **45**：469-480，1980．

25) Morris HL, Miller Wroblewski SK, Brwon CK, et al.: Velar-pharyngeal status in cleft patients with expected adenoidal involution. *Ann Otol Rhinol Laryngol*, **99**: 432-437, 1990.
26) Shapiro RS: Velopharyngeal insufficiency starting at puberty without adenoidectomy. *Int J Pediatr Otorhinolaryngol*, **2**: 255-260, 1980.
27) Croft CB, Shprintzen RJ, Ruben RJ: Hypernasal speech following adenotonsillectomy. *Otolaryngol Head Neck Surg*, **89**: 179-188, 1981.
28) Witzel MA, Rich RH, Margar-Bacal F, et al.: Velopharyngeal insufficiency after adenoidectomy: an 8-year review. *Int J Pediatr Otorhinolaryngol*, **11**: 15-20, 1986.
29) Furlow LT: Cleft palate repair by double opposing Z-plasty. *Plast Reconstr Surg*, **78**: 724-736, 1986.

第3章 VPFに関わる生理学 ―口蓋帆・咽頭閉鎖機能の神経制御

　VPF（口蓋帆・咽頭閉鎖機能）の神経制御とは，Fritzel[1]の示した模式図（2章図2-9〈p.16〉）にある各筋ならびに口蓋垂筋[2,3]の活動の調節を担う神経制御ということになる．口蓋帆・咽頭閉鎖は，人間の生命維持に関わる反射性の原始的活動（呼吸・嚥下）から，学習によって獲得される社会生活に必要な高度の活動（speech）にまで関わる．speechは呼気を体内から体外に呼出する呼吸行動の変化であるが，声帯を閉じて呼気の体外への排出を抑制するという生命維持の観点からは合理性を欠いた機能である．一方，嚥下運動は栄養摂取のために体外から体内に食物を取り込む行動であるが，ヒトでの摂食行動には食文化や嗜好の要素が影響し，単純な生命維持のための栄養摂取の行動ではない．このような多様で複雑な機能を担うことから，口蓋帆・咽頭閉鎖機能の調節の生理学的様相は多様であるといえる．

　speechはヒト固有の機能であって，構音動作を有さない動物を用いてヒトでの口蓋帆・咽頭閉鎖機能をシミュレーションしたかのような研究は臨床上の意義はまったくない．むしろ，動物の呼吸運動から得られた結果をヒトのspeechの調節に無理矢理近似させて適用して臨床的示唆があるかのように示すことは，医原性の問題を新たに誘導することになる．また，嚥下訓練の一つとして構音訓練を行う場合があるが，神経機構が異なることを考えると，その適用には注意がいる．

1. 口蓋帆・咽頭閉鎖機能に関わる運動神経

　ヒトでの解剖学的研究から考えられている運動神経支配について列記する．
　Fritzel[1]は，口蓋帆張筋と口蓋垂筋を除いて，口蓋と上咽頭に分布する筋は，舌咽神経，迷走神経，咽頭神経叢によって支配され，口蓋帆張筋は三叉神経下顎枝により，また口蓋垂筋は顔面神経の小口蓋神経によって支配されているとしている．Zemlin[4]は，三叉神経の分枝下顎神経と副神経が翼口蓋神経節からの咽頭神経叢とともに口蓋と口蓋垂筋に分布するとしている．Peterson-Falzoneら[5]は，DicksonとMaue-Dicksonが報告した顔面神経を刺激すると会話時と近似した口蓋帆挙筋のパターンが見られ，迷走神経や舌咽神経刺激時には嚥下活動時のパタ

ーンに似るとする実験結果を述べている．一方，Bosma[6]は，「嚥下とspeechという多様な機能をもつものの単一の筋である口蓋帆挙筋が，相違する目的活動ごとに異なった固有の運動神経によって支配される」という仮説には反論している．

2 口蓋帆・咽頭閉鎖機能に関わる感覚神経支配

BassとMorrell[7]は，軟口蓋の感覚調節は迷走神経咽頭枝が担っているとしている．またZemlin[4]は，咽頭粘膜，口蓋弓，軟口蓋は，咽頭神経叢の感覚神経支配を受けているとしている．しかしながら，これらの所見は基本的には解剖学的見地からのものであり，実際の口蓋帆・咽頭閉鎖運動の際に関与する感覚情報についてではない．ヒトでの口蓋帆・咽頭閉鎖機能の神経支配の様相については，運動神経支配と同様に感覚神経についても，十分にはわかっていない．

3 口蓋帆・咽頭閉鎖機能の調節に関わる感覚情報

口蓋帆・咽頭閉鎖は，呼吸，speech，嚥下の各活動において必須であることから，これらの目的活動において生じる多種多様な感覚情報をもとにして調節されていると考えられる．残念ながら，口蓋帆・咽頭閉鎖に関わる解剖構造が動物とは著しく相違することや，担っている機能がヒト固有であることから動物実験は困難であり，間接的ではあるが，ヒトを対象にして，各活動が行われているときに変化すると思われる感覚情報を他動的に変化させた際のVPFに関わる筋群の活動の様相を対象に検討されてきた．

そのような感覚情報として，Warrenらは，空気力学的要素であるとして，図3-1に示すような概念を提示している[8]．しかしながらこの概念では，構音運動の際の口蓋帆・咽頭閉鎖機能の調節様相をうまく説明できない．それは，①母音子音にかかわらず音声表出（voicing）に先立って（310〜340msec）軟口蓋は咽頭を口腔と鼻腔側に分離する[9]こと，②母音では呼気流を停止させるような構音器官どうしの接触あるいは狭窄がない（open articulation）ために口腔内圧は閉鎖性子音と比較して上昇しないからである．Warrenらの概念は，発声が開始され，連続的に音声を表出している間での器官運動の調節様相の一部については説明できると思われる．すなわち，口蓋帆・咽頭閉鎖機能も含めて構音器官の運動は，発声に伴う体性感覚情報が生じない状態での器官調節で開始され，その後に発声が始まった後の感覚情報（体性感覚，深部感覚，聴覚情報など）を参考にして調節されているという2つの複雑な機能によっていると考えられる．

呼吸時におけるVPFは，気道断面積（airway patency）の維持に関係することから，呼吸気流に伴う空気力学的要素を参考にして調節されていると思われる．

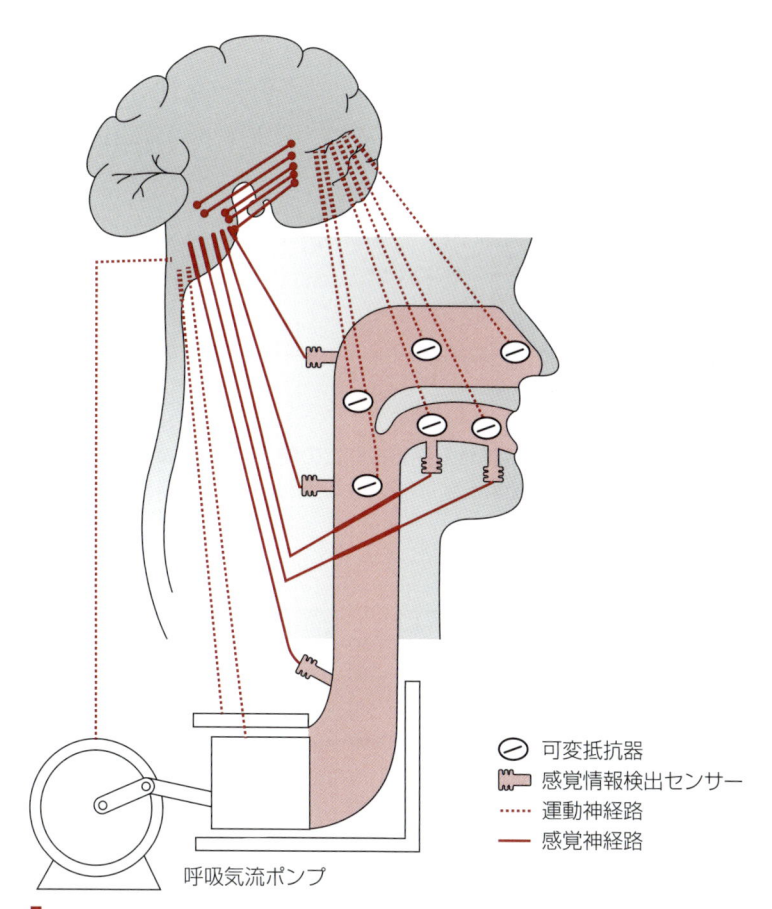

図3-1　Warrenが提示した空気力学的要素によるVPFの調整モデル
（文献8より）

　声道に存在する複数の弁状構造や狭窄部（空気抵抗）近傍のセンサーによって呼気流と圧の変化を検出して，求心性情報として中枢に送り遠心性情報によって調節されるとしている．

　　　　　　⊝　可変抵抗器
　　　　　　🗝　感覚情報検出センサー
　　　　　　‥‥　運動神経路
　　　　　　──　感覚神経路
　呼吸気流ポンプ

したがって以下に示す空気力学的要素は，呼吸時と発声開始後のVPFの調節に関わる因子であるといえる．一方，嚥下活動は呼吸活動を強く抑制することを考えると，嚥下時における口蓋帆・咽頭閉鎖機能の調節には空気力学的要素ではなく，食行動に関わる異なった要素が関与すると思われる．

A. 口腔内圧

　speechでは破裂音や摩擦音などの閉鎖性子音（obstruent sound）のエネルギーを得るため，またblowing時には吹き出し流量を確保するために，口腔内で高めた呼気を鼻腔に漏出させないことが必要である．吹奏楽器演奏時には口腔内圧は200 cmまで上昇するとも言われている．Kuehn[10]，後藤[11]は，speechやblowingの際のVPF調節に関わる因子の一つは口腔内圧であると推定して，外的に口腔内圧を変化させた際の口蓋帆挙筋活動の変化について検討している．両者

第3章　VPFに関わる生理学—口蓋帆・咽頭閉鎖機能の神経制御

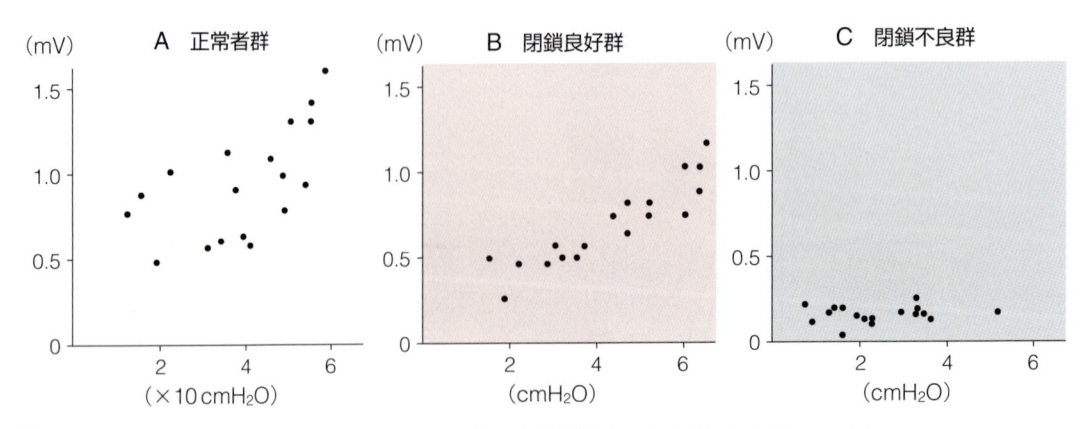

図3-2　口蓋帆挙筋活動と口腔内圧の相関性と閉鎖機能との関係（1）（文献11より）
　A：健常者，B：軽度不全，C：絶対的閉鎖不全．閉鎖不全の重症度が高くなると相関性は低下する．

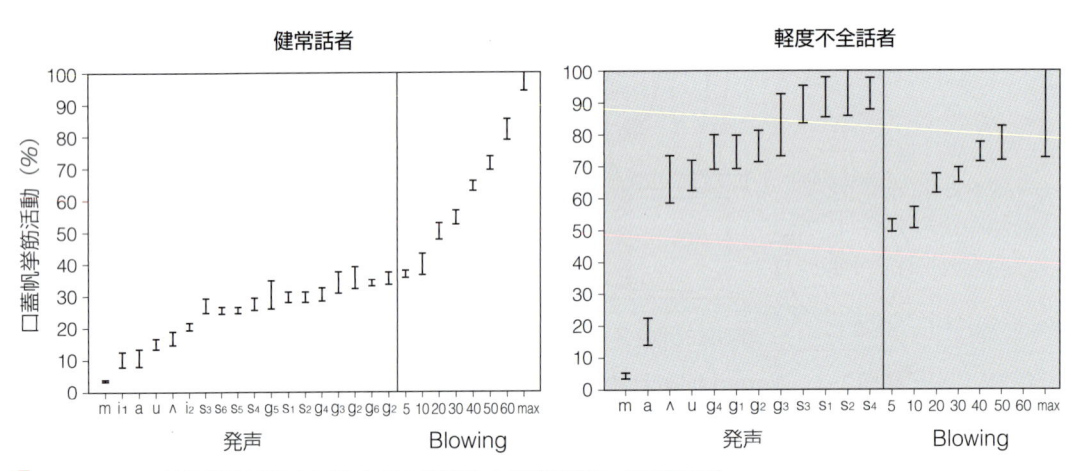

図3-3　口蓋帆挙筋活動と口腔内圧の相関性と閉鎖機能との関係（2）
　A：健常話者（文献10より改変），B：軽度不全話者（文献12より改変）．
　後藤[11]が示したのと同様に健常話者[10]では相関性があるが，閉鎖不全例[12]では相関性が弱くなる．

の結果は近似しており，口腔内圧が上昇すると口蓋帆挙筋活動は口腔内圧に相関して上昇することが示された．

　後藤は，口腔内圧と口蓋帆挙筋活動との相関関係は正常なVPFを有する場合だけであり，重度の閉鎖不全状態であると相関性が低下もしくは消失することを示している（図3-2）．同様に，Kuehn[12]は，境界線上のVPI（口蓋帆・咽頭閉鎖不全）の例では，この相関関係は維持されることを示している（図3-3）．すなわち，VPIの重症度は口蓋帆挙筋活動の口腔内圧との相関性を見ることで推察できる．

B　鼻腔気流量

　原[13]は，発音時に閉鎖強度が低下し，呼気が鼻腔に漏出した場合に必要な高さの口腔内圧を獲得するために，気密な口腔鼻腔分離の状態を維持する機構が存

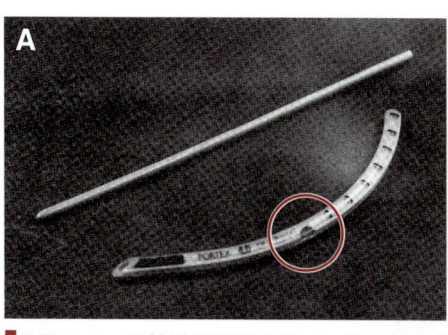

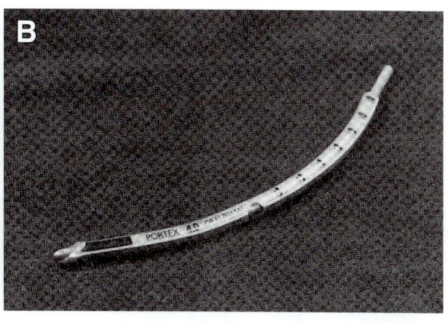

■ 図3-4 閉鎖性子音発音時（口腔鼻腔分離状態）に健常者に強制的に口腔から鼻腔に呼気を漏出させるチューブ（文献13より改変）
A：先端から5cmの位置に開窓部（丸で囲んだ部分）を作成したエアウェイチューブ．開窓部が鼻腔に，チューブの先端が中咽頭に位置する．
B：チューブの内径に一致したマンドレール（ネラトンカテーテル）を外側のエアウェイチューブに挿入したところ．これにより発音時呼気は鼻腔に漏出しない．

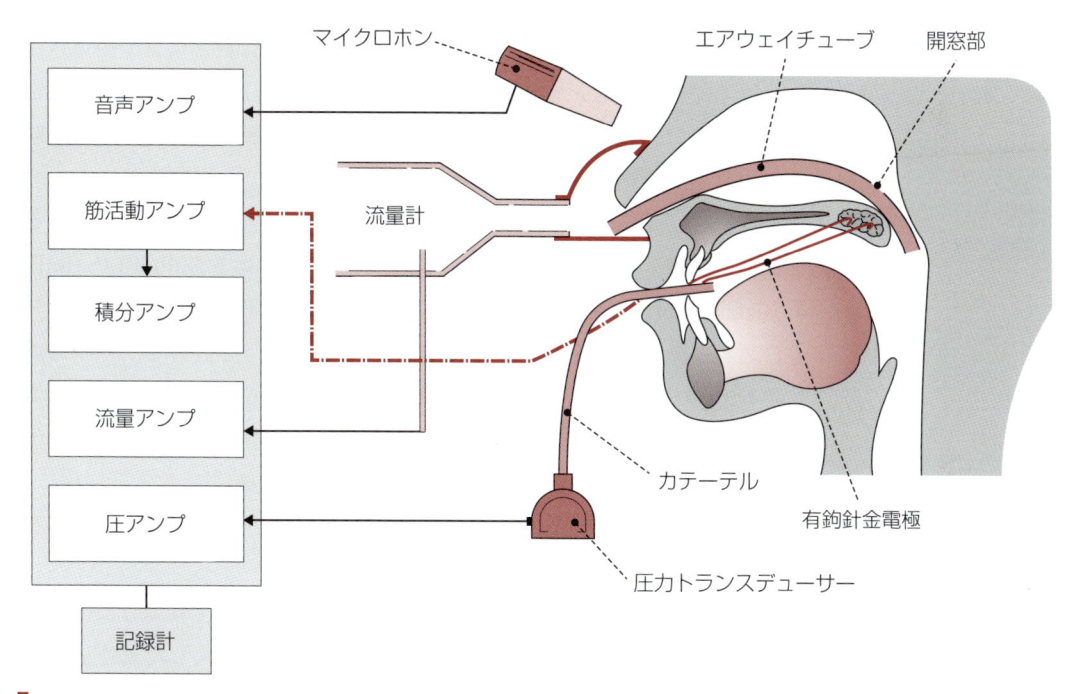

■ 図3-5 原らの実験の模式図（文献13より改変）

在するかを検討している．既製の経鼻エアウェイチューブの側壁に直径5mmの小孔をチューブの先端から5cmの位置に穿孔した実験用チューブを作成し，先端が口腔，小孔が鼻腔に位置するように経鼻的に挿入し，さらにチューブの内径と同じ外径を有するマンドレールを抜き差しすることで，呼気を自由に鼻腔に誘導できるようにして，口蓋帆挙筋の対応を調べている（図3-4，3-5）．マンドレールを抜去した状態で発音時の呼気が鼻腔に強制的に流入する場合には口蓋帆挙筋活動は大きくなり，同時に計測した口腔内圧とともに2つの説明変数とする重相関式で口蓋帆挙筋活動の変化を説明できることを明らかにしている．このこと

第3章　VPFに関わる生理学─口蓋帆・咽頭閉鎖機能の神経制御

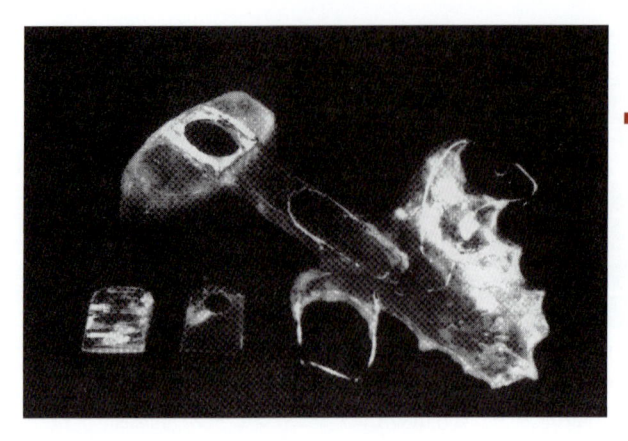

図3-6　強制的に発音時呼気を鼻腔に漏出させるための実験用スピーチエイド
（文献14より）

あらかじめバルブ中央部に基底面から天頂面に向かってトンネルを形成し，直径7mmの孔を穿ってあるスロットを基底面に設置してある．このスロットに穿孔していないプレート（装着すると呼気は鼻腔に漏出しない），直径4mmの孔を穿ったプレート（下右）を挿入して，鼻腔に漏出する呼気量を調節する．

は，VPFの調節機構には，鼻腔気流は気密な閉鎖の破綻を示すcritical factorとして組み込まれていることを示している．

一方，スピーチエイドなどによりVPIを補完し，装着時に異常構音や開鼻声が消失し，閉鎖運動の様相も正常化した例では，装着時のVPFの調節様相が正常化する可能性がある．Tachimuraら[14]，原ら[15]は，VPI例であっても発音補助装置装着により正常な構音動作が可能な症例を対象にして，装置装着によって口腔鼻腔分離が適切に行われた場合，鼻腔気流量が調節要素として組み込まれるようになるかを検討している．バルブ型スピーチエイドであるBulb-PLP（bulb attached palatal lift prosthesis）[16]のバルブを基底部から頂部に向けてシリンダー状に穿通し，基底部に直径7mmの開放部を有するスロットを設置し，そのスロットに直径4mmの開放部を有するプレート，穿孔していないプレートを挿入することで，穿孔部の開放面積を種々に変化させて鼻腔への呼気の漏出量を変化させたときの口蓋帆挙筋活動を調べている（図3-6）．その結果，健常者同様に，口腔内圧と鼻腔気流量を説明変数とする重相関式で口蓋帆挙筋活動を説明できることが示された．

一方，口腔鼻腔が一体化した状態は未処置の口蓋瘻孔が存在する場合によっても生じる．Tachimuraら[17]は，口腔から瘻孔を経て鼻腔に流入した鼻腔気流の発生がVPFに影響を与えるかを，正常なVPFであるものの瘻孔を有する症例と，瘻孔とともにVPIである症例を対象に，瘻孔閉鎖床の装着時，非装着時の口蓋帆挙筋活動により調べた．その結果，VPIである場合には，瘻孔の開放閉鎖による口蓋帆挙筋活動の変化は認められなかったが，VPFが正常である場合には，瘻孔が開放されて鼻腔気流が生じると口蓋帆挙筋活動が上昇した．このことは，鼻腔気流が口蓋瘻孔を通じて生じた場合でも，VPFの調節機構は口腔鼻腔分離のための閉鎖強度が低下したと感知して，口蓋帆挙筋活動を増強することを示唆している．すなわち，経路にかかわらず口腔鼻腔が結合された状態で放置されるとVPFの調節様相が乱れることを意味している．このことは，腫瘍切除後の顎顔面欠損例で，軟口蓋には手術侵襲が及んでおらず器質的には正常なVPFであって

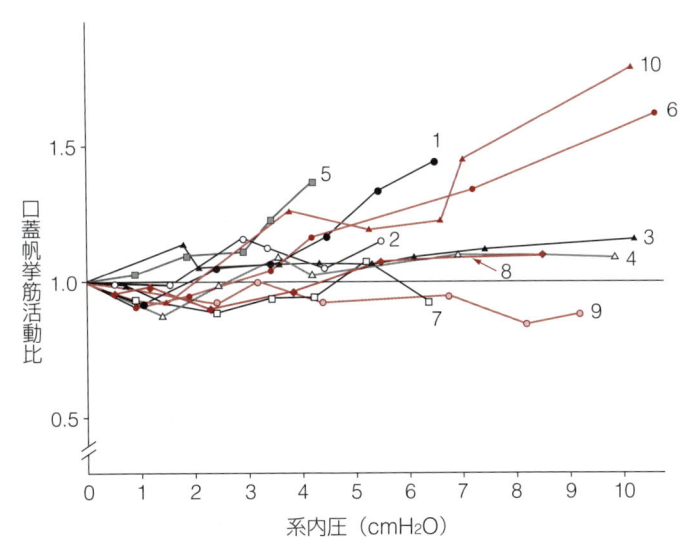

■ 図3-7 閉鎖性子音表出時の口蓋帆挙筋活動と鼻腔内圧
　閉鎖性子音表出時（口腔鼻腔分離）に強制的に鼻腔内圧を上昇させると口蓋帆挙筋活動は上昇する．

も，固有口腔での欠損を長期に放置したり，不十分な顎補綴装置であって装置周囲の辺縁部から呼気が鼻腔に漏出する場合には，口蓋帆・咽頭閉鎖機能が障害されることを意味している．

c. 鼻腔内圧

　鼻腔気流により口蓋帆挙筋活動が変化することは，鼻腔にもspeechの際の空気力学的要素を検出する機構があることをうかがわせる．中咽頭から上咽頭を経て体外へ向かう気流は，鼻中隔，鼻甲介，鼻孔などの抵抗により鼻腔内で圧縮される．したがって，考えられる検出機構としては鼻腔内圧の検出機構であると思われる．舘村[18]は，発音時に外部から空気を鼻腔内に吹送することで鼻腔内圧を上昇させたときの口蓋帆挙筋の対応を検討している（図3-7）．正常に口腔鼻

Memo 3-1　咽頭弁形成術でVPFが賦活されるか？

　スピーチエイド装着下に言語訓練を行うことでVPFが賦活されるのは，スピーチエイドにより当初気密に口腔鼻腔分離が達成されるからである．咽頭弁形成術では，鼻呼吸が可能なように弁の両側には呼吸経路を設ける．このことは，十分に口腔鼻腔分離ができていないことになるため，ほとんど運動が認められない場合には咽頭弁形成術後も呼気が鼻腔に流入することになり，良好なVPFは期待できない．すなわち，良好なVPFとなるためには，術前から運動が時系列的に正常化している必要がある．

腔分離が行われているときには筋活動は鼻腔内圧に相関して上昇する変化が認められ，鼻腔内圧も閉鎖状態を破綻させる因子としてVPFの調節機構に組み込まれていることが明らかとなった．

　口腔内圧，鼻腔内圧も上昇すると口蓋帆挙筋活動が増大する結果は，これら2つの要素を随意的に変化させることにより，VPF賦活訓練法を考案できることを示している．すなわち，従来からの自発的blowing訓練ではなく，筋電図検査の結果に応じて段階的に負荷量を上昇させることで口蓋帆挙筋を賦活する訓練法である．Kuehn[19, 20]，原ら[21]は，睡眠時無呼吸症に用いる鼻腔内陽圧負荷装置（CPAP）により鼻腔内圧を上昇させ，境界線上のVPI例（単音では閉鎖できるも連続音では閉鎖できず開鼻声となる症例（borderline velopharyngeal incompetence/competence：BVP）に対する2ヵ月間の賦活訓練プログラムを開発し，賦活訓練法の開発の端緒を開いている．さらに，舘村ら[22]は，装置によりVPIを補完するとCPAP療法が有効になることも報告している．すなわち，Kuehnらの方法ではBVP以上の重症例では用いられなかったCPAP療法が，装置により適切に口腔と鼻腔を分離することで実質的VPI例にも適用できることがうかがえる．

D. 頭位

　McWilliamsら[23]は，口蓋裂術後患者のうち，境界線上の口蓋帆・咽頭閉鎖不全症を呈する症例では，頸部を伸展位にした場合に閉鎖状態が低下することを報告している（図3-8）．原ら[24]は，口蓋裂術後において単音では口蓋帆・咽頭閉鎖するものの，連続音や会話レベルでは軽度の呼気の鼻漏出を認める境界線上のVPI例を対象に，頭位を後屈，正面，前屈の3つの角度に傾斜させた状態で［pɯ］表出時の口蓋帆挙筋活動を調べている．その結果，すべての被験者において正面および前屈位では口蓋帆挙筋活動に相違は認められなかったものの，後屈位での筋活動は他の2つの頭位よりも高くなることを示した．

　後述するように，口蓋裂術後例では，VPIのリスクが高くなると口蓋帆挙筋は易疲労性を示すことから，筋活動が高くなることは疲労を惹起しやすく，口蓋帆・咽頭閉鎖が破綻しやすいことを示している．臨床的にblowingを指示した際に，

Memo 3-2 口蓋裂患者で明瞭度が下がるのはVPIのせい？

　VPIのリスクの高い状態では，後屈位でのspeechは問題を有するため，患者は自然に頭位を前屈することを学習しているようである．この頭位では，開口量が減少することもあり，言葉の明瞭度が低下する．臨床において，前屈位でspeechする場合には，境界線上のVPIを疑う必要がある．

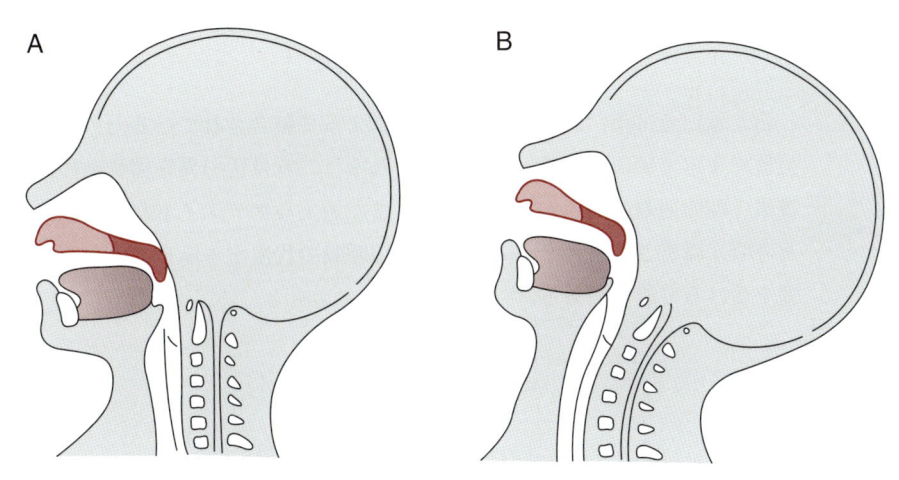

■ 図3-8　頭位と閉鎖機能との関係（文献23より改変）
　A：正面を向いている場合，B：頭部を後屈させて頸部が伸展した場合．
　境界線上のVPI例では頸部を伸展（頭部を後屈）すると（B），閉鎖状態が低下する．

　境界線上の口蓋裂例では，やや「うなずく」状態に頭部を前傾させる傾向がある．これは，「うなずき」頭位にすると，咽頭後壁が前方に傾き，軟口蓋との距離が短縮されるため，blowing時の口腔内圧を形成することが容易になるためである．

E. 重力

　Moon[25]らは，直立姿勢時と仰臥位をとったときでの［pa］発音時の口蓋帆挙筋活動と口蓋舌筋活動について調べ，仰臥位での口蓋帆挙筋活動は直立時より平均18%小さくなることを報告している．直立時における重力は軟口蓋の挙上方向にほぼ平行で反対方向になっているが，徐々に仰臥位に近づくにつれて挙上方向に抵抗するベクトル成分は小さくなるため，直立時よりも小さな筋活動で目的を達成できるためであるとしている．長期に寝かせきりの場合，軟口蓋の挙上運動に要する口蓋帆挙筋活動が減少することで口蓋帆挙筋の廃用性委縮が考えられ，嚥下とspeechの両方において問題が生じると考えられる．

Memo 3-3　重力を利用した訓練法

　軟口蓋運動が不十分な場合，起坐位より半起坐位にするとspeechやblowingが楽にできる場合がある．これは重力のベクトルが軟口蓋を咽頭後壁に向かわせる方向に作用するためであり，長期仰臥位で経過した症例や気管切開して経過した症例にspeechの訓練を開始する際に使える方法である．

F. 舌位

　　舌と軟口蓋は前口蓋弓（口蓋舌筋）によって結合されているため，舌の前後的位置によって軟口蓋の挙上量が影響される．これは舌の異常構音動作によって口蓋帆・咽頭閉鎖の状態も影響される．また過大なアデノイドや口蓋扁桃のために鼻呼吸が障害され，舌を前方位にして口呼吸で代償する場合には軟口蓋運動が影響を受ける可能性がある．

G. 残遺孔

　　口蓋裂手術後に，癒合不全となることで口蓋に鼻腔への瘻孔（口蓋残遺孔）が生じることがある．口蓋裂手術は構音機能が完成する前に行われることから，残遺孔は声の共鳴のみならず構音動作にも大きな影響を有する．口蓋粘膜骨膜弁を後方移動する粘膜骨膜弁後方移動術では，口蓋前方部の裂は鼻腔側粘膜1層だけで閉鎖されることになり，嚥下時の舌圧などにより縫合部が裂開することで前方口蓋部に残遺孔が生じやすい．残遺孔周辺での組織は瘢痕化することによって，左右の歯槽突起を引き寄せる結果，特に両側性唇顎口蓋裂例では顕著な側方歯群の歯列狭窄が生じる．側方歯群に狭窄が生じると，舌口蓋音の構音動作のために必要な舌接触部の面積が確保できないために，構音点が後方に偏位する．その結果，口蓋化構音に似た異常構音が生じる．この構音点の後退は軟口蓋の挙上を支援する結果となる．狭窄歯列弓を拡大し，構音訓練を行って正しい構音点に舌を誘導すると，軟口蓋が下垂もしくは前方に牽引される結果，軟口蓋での咽頭閉鎖強度が低下する場合がある．

　　また前述したように，VPFが正常である場合に口蓋残遺孔から呼気が漏出すると，あたかも口蓋帆・咽頭閉鎖が破綻したかのように，口蓋帆挙筋は活動量を上昇させる．一方，VPIである場合には残遺孔からの呼気の漏出の口蓋帆挙筋活動への影響はない[17]．このことは，残遺孔への対応を考える場合，口蓋帆・咽頭閉鎖機能についても評価する必要があることを示唆している．

Memo 3-4 口蓋化構音ではVPFは正常？

　　口蓋化構音症例でのVPFについてのわが国での一般的な見解は，VPIは認められない，というものである．しかしながら，「なぜ口蓋化構音になったのか」についての合理的な説明が必要である．すなわち，上記した背景で口蓋化構音が成立するのであれば，VPFは必ずしも正常であるとはいえない．英語では，口蓋化構音は，mid-dorsum palatal stopと称し，代償性構音と考えられている．

H. 食物量

　Tachimuraら[26,27)]は，個人ごとに1回で楽に飲める量（至適嚥下量）を中心としたある範囲内での水嚥下量と口蓋帆挙筋ならびに口蓋舌筋の活動は，嚥下量に相関することを報告している．すなわち，speechの場合と同様，嚥下時の軟口蓋の運動量は，挙上が開始される前（口峡が開放する前）の情報を基にして調節されている．このことは，嚥下時の口蓋帆挙筋活動の調節は，反射性ではなく，口腔内に保持した液体量に応じて調節されることを示しており，Kuehnらの組織学的な見地からの口蓋帆挙筋が反射性の調節ではないとした見解[28)]に符合する．

I. 食物物性

　粘性を付与した液体を嚥下するときには，至適嚥下量は減少する．舘村[29)]は，粘性を付与した液体の嚥下量をさまざまに変化させた際の嚥下時口蓋帆挙筋活動を調べ，口蓋帆挙筋活動は粘性と嚥下量を説明変数とする重相関式で説明できることを報告した．また，河合ら[30)]は，同じニュートン性を有する低粘性のミルクと水を同量嚥下した場合，わずかに粘性の高いミルク嚥下時の口蓋帆挙筋活動は水より小さくなることを明らかにした．さらにB型粘度計での表示が同じでありながら，ずり速度依存性粘度が異なる3種の非ニュートン流体を同量嚥下した際に，口蓋帆挙筋活動は，ずり速度依存性粘度の高い流体で小さくなることを示している[31)]．これらの結果は，嚥下時の軟口蓋運動が，口腔内での食品のずり速度に依存する粘度の変化と量に基づいて調節されることを示している．

■■ 文献

1) Fritzel B：The velopharyngeal muscles in speech. *Acta Otolaryngol*, **250**(Suppl)：5-81, 1969.
2) Azzam NA, Kuehn DP：The morphology of musculus uvulae. *Cleft Palate J*, **14**：78-87, 1977.
3) Kuehn DP, Folkins JW, Linville RN：An electromyographic study of the musculus uvulae. *Cleft Palate J*, **25**：348-355, 1988.
4) 舘村 卓：発話機構の神経支配．ゼムリン言語聴覚学の解剖生理（Zemlin WR著，舘村 卓，浮田弘美，山田弘幸訳），医歯薬出版，p.417. 2007.
5) Peterson-Falzone S, Hardin-Jones MA, Karnell MP：Anatomy and physiology of the velopharyngeal system. In: Cleft Palate Speech, 3rd Ed, p.77, 2001.
6) Bosma JF：Pharyngeal palate. In: Anatomy of the Infant Head, The Johns Hopkins University Press, Baltimore, p.391-392, 1986.
7) Bass NH, Morrell RM：The neurology of swallowing. In: Dysphagia: Diagnosis and Management（Groher ME, ed.），Butterworth-Heinemann, Boston, 1992.
8) Warren DW：Compensatory speech behaviors in cleft palate: a regulation/control phenomenon. *Cleft Palate J*, **23**：251-260, 1986.
9) 菅井敏郎：内視鏡による鼻咽腔閉鎖運動と構音の適時性に関する研究．日口蓋誌，**10**(2)：

101-129, 1985.
10) Kuehn DP, Moon JB：Levator veli palatine muscle activity in relation to intraoral air pressure variation. *J Speech Hear Res*, **37**：1260-1270, 1994.
11) 後藤友信：鼻咽腔閉鎖強度とその調節に関する研究．阪大歯学誌, **22**：87-106, 1977.
12) Kuehn DP, Moon JB：Levator veli palatine muscle activity in relation to intraoral air pressure variation in cleft palate subjects. *Cleft Palate-Craniofac J*, **32**：376-381, 1995.
13) 原 久永, 舘村 卓, 和田 健：発音時における口蓋帆挙筋活動に対する口腔内圧, 鼻腔気流量の影響－健常者における検討－．日口蓋誌, **21**(2)：80-86, 1996.
14) Tachimura T, Hara H, Wada T：Oral air pressure and nasal air flow rate on levator veli palatini muscle activity in patients wearing a speech appliance. *Cleft Palate-Craniofac J*, **32**(5)：382-389, 1995
15) 原 久永, 舘村 卓, 和田 健：発音時における口蓋帆挙筋活動に対する口腔内圧, 鼻腔気流量の影響－スピーチエイド装着症例における検討－．日口蓋誌, **20**(1)：9-16, 1995.
16) 舘村 卓, 和田 健：栓塞子付き口蓋挙上装置（Bulb-PLP：bulb attached palatal lift prosthesis）の考案．日口蓋誌, **13**(2)：253-261, 1988.
17) Tachimura T, Hara H, Koh H, et al.：Effect of temporary closure of oronasal fistula on levator veli palatini muscle activity. *Cleft Palate-Craniofac J*, **34**(6)：505-511, 1997.
18) 舘村 卓：鼻音化母音発音時の鼻咽腔閉鎖運動に対する鼻腔内圧の影響．阪大歯学誌, **30**：28-59, 1985.
19) Kuehn DP：New therapy for treating hypernasal speech using continuous positive airway pressure（CPAP）. *Plast Reconstr Surg*, **88**(6)：959-969, 1991.
20) Kuehn DP, Imrey PB, Tomes L, et al.：Efficacy of continuous positive airway pressure for treatment of hypernasality. *Cleft Palate-Craniofac J*, **39**(3)：267-276, 2002.
21) 原 久永, 舘村 卓, 高 英保, 他：持続的鼻腔内陽圧負荷装置を用いた鼻咽腔閉鎖機能賦活法（CPAP療法）のnasalanceによる評価．日口蓋誌, **23**(1)：28-35, 1998.
22) 舘村 卓, 高 英保, 原 久永, 他：スピーチエイド装着時における発音時口蓋帆挙筋活動に対する持続的鼻腔内陽圧負荷の効果．阪大歯学誌, **42**(2)：206-212, 1997.
23) McWilliams BJ, Musgrave RH, Crozier PA：Influence of head position upon velopharyngeal closure. *Cleft Palate J*, **5**：117-124, 1968.
24) 原 久永, 舘村 卓, 和田 健：頭位の変化が口蓋帆挙筋活動に与える影響－軽度鼻咽腔閉鎖不全症例について－．日口蓋誌, **25**(3)：233-238, 2000.
25) Moon JB, Canady JW：Effects of gravity on velopharyngeal muscle activity during speech. *Cleft Palate-Craniofac J*, **32**(5)：371-375, 1995.
26) Tachimura T, Ojima M, Nohara K, et al.：Change in palatoglossus muscle activity in relation to swallowing volume during the transition from the oral phase to pharyngeal phase. *Dysphagia*, **20**(1)：32-39, 2005.
27) Tachimura T, Okuno K, Ojima M, et al.：Change in levator veli palatini muscle activity in relation to swallowing volume during the transition from the oral phase to pharyngeal phase. *Dysphagia*, **21**(1)：7-13, 2006.
28) Kuehn DP, Templeton PJ, Maynard JA：Muscle spindles in the velopharyngeal musculature of humans. *J Speech Hear Res*, **33**(3)：488-493, 1990.
29) 舘村 卓：食物物性および一口量の嚥下機能に対する影響－口蓋帆咽頭閉鎖機能に焦点を当てて－．日本味と匂学会誌, **17**(2)：87-96, 2010.
30) 河合利彦, 舘村 卓, 外山義雄, 他：低粘性液状食品の粘性の相違が嚥下時の口蓋帆挙筋活動におよぼす影響．日摂食嚥下リハ会誌, **13**(2)：128-134, 2009.
31) 河合利彦, 舘村 卓, 外山義雄, 他：非ニュートン性液状食品の嚥下時の口蓋帆挙筋活動．日摂食嚥下リハ会誌, **14**(3)：265-272, 2010.

第4章 各種の活動時での口蓋帆・咽頭閉鎖機能の調節

　口蓋帆・咽頭閉鎖は，①発音，②呼吸，③嚥下において見られる．発音活動は呼吸活動を基礎に獲得したものと考えられる．呼吸も嚥下も生命維持のために必須のものであるが，嚥下時には呼吸活動が抑制されることを考えると，嚥下活動自体は，呼吸や発音行動よりも優先される．このことや胎児が母胎内で羊水を嚥下していることから想像できるように，嚥下運動全体は反射性運動であるといえる．しかしながら，VPF（口蓋帆・咽頭閉鎖機能）の主体である口蓋帆挙筋の組織像から，VPFは運動が開始される前にすでに準備状態に入っている．このことは，speechにおいても嚥下運動においても口蓋帆挙筋による軟口蓋運動は学習性に挙上を開始することを示しており，臨床現場では障害を有した場合でも，適切な対応による再学習を通じて改善する可能性が否定できないことを示している．

1　発音時の口蓋帆・咽頭閉鎖運動

　発音時には鼻音と一部の健常者での低母音を除いて口腔と鼻腔は分離される．この分離・閉鎖運動は，①軟口蓋の後上方への挙上運動，②咽頭側壁の内方運動，③咽頭後壁の前方運動によって行われている．すなわち，咽頭を筒とみなした場合，筒の長軸方向に閉鎖弁が上下する立体運動であり，軟口蓋の上昇，下降による単純な開放−閉鎖運動ではなく，語音，語環境，共鳴などの話者の要請によって多様な閉鎖様相を示す．

A　軟口蓋の挙上運動の調節（表4-1）

　発音活動では軟口蓋は発音開始前に挙上する．この発音開始前の挙上運動は発音活動中に生じる口腔内圧などの感覚情報を用いずに，表出を予定している音素に必要な軟口蓋の高さまで挙上することから，発音開始前の軟口蓋運動は，学習によって獲得された機能であると考えられる．

1　音素と語環境

　軟口蓋を挙上する方向にある筋は口蓋帆挙筋だけである．発音時の軟口蓋の高

表 4-1　発音時の軟口蓋の挙上運動

1	発音開始前に後上方に挙上する．
2	鼻音の発声によって閉鎖は破綻する．
3	語環境によって軟口蓋は上下運動し，その程度はspeechの速さに依存する．
4	低母音より高母音の方が高く挙上する．
5	母音よりも高い口腔内圧を要求する非鼻音性の子音で最も高く挙上する．
6	挙上すると軟口蓋長は増加する．
7	軟口蓋の挙上する高さは，口蓋帆挙筋，口蓋舌筋，口蓋咽頭筋の3筋の協調作用によっている．
8	挙上運動は年齢の影響を受ける．

さについて，Bzoch[1]は，軟口蓋の3/4が咽頭後壁に接触し，接触している部分の最高点の高さは口蓋平面にほぼ等しく，軟口蓋隆起（挙筋隆起）の高さは口蓋平面の4〜5mm上であると報告している．音素ごとに軟口蓋の挙上位が異なることも報告されている．Iglesiasら[2]は，/z//n//i//u//a/の各音素の発声時の軟口蓋の高さを調べている．その結果，/n/音は低母音よりも低く，また低母音/a/と/n/音よりも高母音と/z/音は高くなることを報告した．

　Moll[3]は，軟口蓋が鼻音や鼻音と構音結合した音素の産生で低位となって，気密な閉鎖は破綻すること，他の構音器官の動作に連動して上下すること，1秒あたり1〜2音素の表出頻度では断続的な閉鎖となるが，4音素以上の表出では閉鎖が維持されることを示した．また同時に，母音単音の表出では約30%に，非鼻音であっても13〜15%に開放が認められることも示している．この理由についてMollは，舌の構音運動と関連性が見られることから，口蓋舌筋による影響であるとしている．低舌位母音は，中・高舌位母音と比較して低い舌位をとるうえ，大きな開口量（下顎は低位になる）で表出される．そのため，軟口蓋は口蓋舌筋によって下方へ牽引される．さらに共鳴特性から考えると，大きく開口している状態では口腔から放射される音響エネルギーは大きくなるため，口腔鼻腔の分離が弱く鼻腔からの反共鳴があったとしても，口腔からの共鳴への影響は小さいと考えられる．

2　発話速度

　Kuehn[4]は，話すスピード（speech rate）が速くなると，舌の運動頻度や運動量が大きくなる一方，軟口蓋の運動頻度と運動量は低下して上下運動は少なくなること，さらに構音動作時の軟口蓋の上下運動量が大きくなると挙上運動は速くなることを示し，軟口蓋運動は構音動作の速さ，時間，距離によって変化するとした．すなわち，発音時の軟口蓋は単純な挙上-下降運動ではなく，構音運動の一端を担っているといえ，いったん失ったVPF機能も学習性に再獲得させることが可能なことをうかがわせる．このことは，口蓋帆挙筋に筋紡錘が少なく，あ

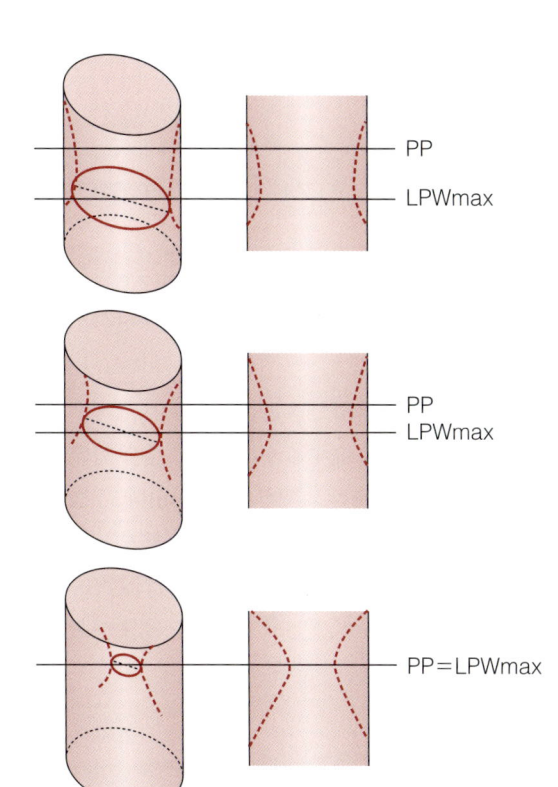

■ 図4-1　口蓋帆・咽頭閉鎖運動の模式図
　本来屈曲している上咽頭と中咽頭を伸ばし，まっすぐのチューブであると仮定したとき，口蓋帆・咽頭閉鎖運動とは，チューブの内面全体が中央に向かって寄りながら上方に偏位するように運動して，口蓋平面の高さで最も閉鎖状態が高くなる運動である．
　左：斜め上方から見た閉鎖運動，右：正面像．PP：口蓋平面，LPWmax：咽頭側壁の最内方運動のレベル．

っても形状の一定しない小型なものが疎らに分布するとした報告[5,6]からも納得できるものである．

3　軟口蓋挙上位（閉鎖レベル）

　velopharyngeal valveの運動は，筒状の咽頭を上方に向かって「絞りあげる」運動（図4-1）であるが，初期の研究で用いられた側方X線写真やビデオでは軟口蓋の遊離端は後縁だけであるにもかかわらず，3辺が自由端となった「弁」であるかのように見える．そのため，軟口蓋の挙上レベルについて論じる際に「垂れ下がった弁」の「挙上を担う」「口蓋帆挙筋」だけが対象にされることがある．しかしながら，軟口蓋の「挙上位」が口蓋帆挙筋だけによって決定されるならば，倒立時には軟口蓋は重力によって頭頂方向に偏位することになり，鼻音は表出できないことになる．解剖学的には軟口蓋を挟んで上部に口蓋帆挙筋，下部に口蓋舌筋があるため，見かけ上これら2つの筋が拮抗筋のように見え，そのような記載をしている成書もある[7]．

　Moonら[8]は，軟口蓋の挙上位を決定している筋機構について検討している．彼らは，口蓋帆挙筋，口蓋舌筋，口蓋咽頭筋の3筋を対象にして有鉤針金電極をそれぞれの筋腹に刺入留置した状態でspeechを命じ，被験者には光検出装置（6章図6-19〈p.99〉参照）を用いて，軟口蓋による咽頭の閉鎖程度を随意的に変化させながら，筋活動を調べた．その結果，閉鎖程度（すなわち軟口蓋の挙上度）

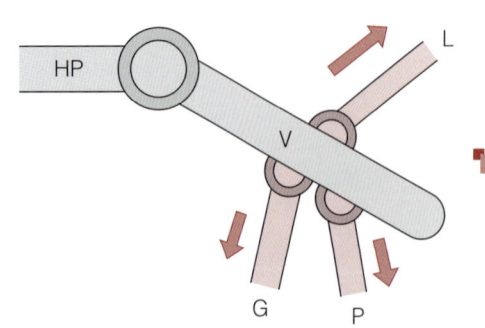

■ 図4-2　3本のpull-rod（筋）で挟まれたハッチ（軟口蓋）に見立てた軟口蓋運動
　3つのrod（筋）が，ハッチ（軟口蓋）を上下から引っ張ることで，ハッチの開放量を調節している．
　HP：硬口蓋，V：軟口蓋，L：口蓋帆挙筋，G：口蓋舌筋，P：口蓋咽頭筋．

は，3筋の筋活動を説明変数とする重相関関係で説明できることを示した．すなわち，これら3つの筋はヒトでの解剖所見からは拮抗するかのような位置関係であるが，発音時の軟口蓋の位置決定には同時に協調性に関与して，pull-rod様の働き（図4-2）をしていることがわかる．このことは，どのような姿勢をとってもVPFは，それに応じて調節されることを示し，また軟口蓋自体には器質的な障害がなくても，口蓋舌筋や口蓋咽頭筋の運動性を低下させるような侵襲があると，軟口蓋の運動は影響されることを意味している．

4 伸展性

年齢によって軟口蓋の挙上方向は変化し，若年者での上下方向から，年齢が高くなるに従って斜め後上方に向かう運動ベクトルをもつようになる（図4-4）．後上方に挙上して，咽頭後壁に接触して気密に閉鎖を行うためには，いくぶん軟口蓋は後方に伸展される．軟口蓋の伸展性は，年齢によって変化することが報告されている．10歳児の方が8歳児よりも伸展の程度は強く[9]，成人では安静時の軟口蓋長より活動時での軟口蓋長は約20％長くなる[10]ことが報告されている．Simpsonら[11]は，低母音，中母音，高母音の発音時とblowing時の軟口蓋の高さ（低

Memo 4-1　鼻咽腔弁という弁状構造なのか？

論文では「velopharyngeal valve」という表現が使われ，「鼻咽腔弁」という訳語が用いられることもある．これが軟口蓋を，その三方が遊離端になっている「flap状」の弁と誤って解釈される一つの原因である（図4-3）．

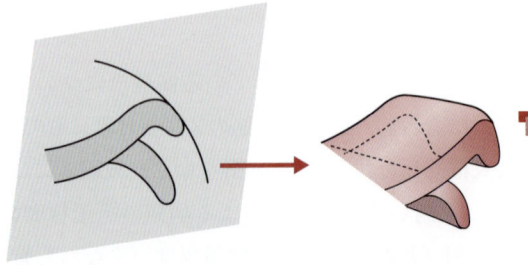

■ 図4-3　誤った「弁」
　velopharyngeal valveを「鼻咽腔弁」と訳し，側方X線像の所見で考えるため，三方が自由端になったflap（弁）状の構造（右）と間違いやすい．

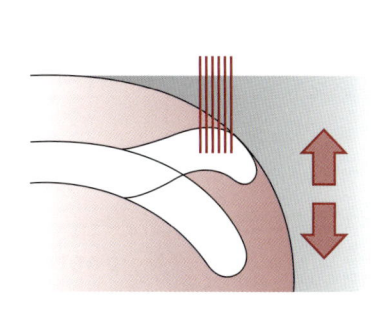

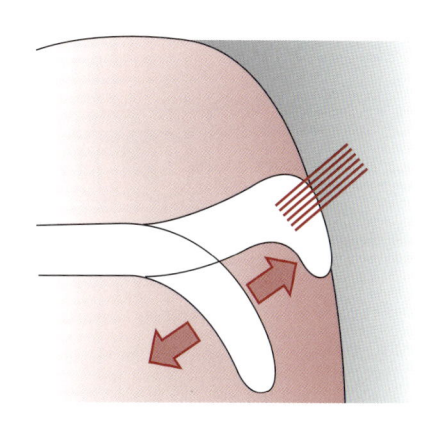

■ 図4-4　agingと口蓋帆挙筋活動
　咽頭の狭い小児（左）では軟口蓋の挙上運動の方向は上下方向で目的を達成するが，顔面の前後上下的成長に伴って（右）後上方への挙上運動に変化する．

母音＜高母音＜blowingの順に軟口蓋は高く挙上する）と軟口蓋長を調べた結果，高母音とblowing時の軟口蓋は，中および低母音よりもよく伸展していることを示した．すなわち，軟口蓋の伸展現象は，①年齢が高い方が著明であり，②活動時の軟口蓋の高さに応じて顕著になる．

　これらのことは臨床上重要なことを示唆する．すなわち，軟口蓋の伸展性が阻害されると，気密なVPFは得られない可能性である．たとえば，大きな瘢痕の残る軟口蓋の手術などは，軟口蓋の前後長の減少だけでなく伸展性も低下させる可能性がある．OSAS（閉塞性睡眠時無呼吸症）に対して適用されるUPPP

Memo 4-2　軟口蓋に瘢痕を作る手術では，成長に伴う機能評価が要る

　軟口蓋に大きな瘢痕が生じると考えられるdouble reverse Z-plasty（Furlow法[13]）では，アデノイドが大きく，軟口蓋のわずかな上下運動で口腔鼻腔分離が可能な低年齢児ではVPFの障害は顕著ではないかもしれない．しかしながら，咽頭の上下前後方向への成長発育の程度が顕著になり，軟口蓋の後方への伸展性によって咽頭後壁との気密な閉鎖が必要になる年齢に達すると，VPIが顕性化する可能性がある．このような軟口蓋に大きな瘢痕を生じる手術を低年齢で行う場合は，長期の経過観察が必要であろう．

Memo 4-3　安静時での軟口蓋長で閉鎖機能を評価するのは注意が要る

　成人での軟口蓋が約20％進展することは，安静時に計測した軟口蓋の長さによって，挙上時の口蓋帆・咽頭閉鎖状態を推察することはできないことを示している．

第4章　各種の活動時での口蓋帆・咽頭閉鎖機能の調節

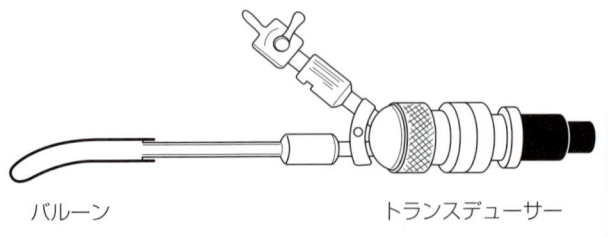

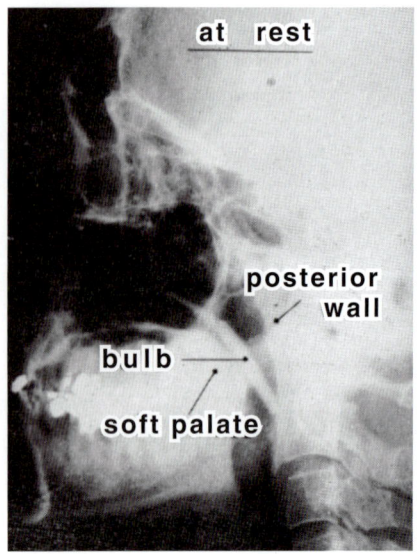

図4-5　後藤の閉鎖強度測定装置（文献14より）
チューブ（bulb）が軟口蓋と咽頭後壁の間に留置されている．

（uvulopalatopharyngoplasty）の合併症としてもVPI（口蓋帆・咽頭閉鎖不全）が報告されている[12]が，この背景には過剰な切除量だけでなく，伸展性が低下していることによっても生じる可能性が考えられる．

5　閉鎖強度

後藤[14]は，水を満たした万年筆のインク用のリザーブチューブ（bulb）を，中咽頭と上咽頭に跨るように咽頭に留置し，口にくわえた管をblowingしているときの軟口蓋と咽頭後壁との間の閉鎖圧（閉鎖強度）と口蓋帆挙筋活動を測定している（図4-5）．被験者が管をblowingしているときに，不規則に管の他端を実験者が閉鎖することで口腔内圧を上昇させると閉鎖強度は上昇し，口蓋帆挙筋活動は口腔内圧の変化に同期することを示した（3章図3-2〈p.30〉参照）．この結果から後藤は，軟口蓋による口腔鼻腔分離の強度の変化は口蓋帆挙筋活動によるものであるとしている．この研究により，口蓋帆挙筋活動の調節に口腔内圧が関与することが初めて生理学的に明らかにされた．Moonら[15]も近似した方法による研究を行っている．Moonらは軟口蓋と咽頭後壁の間に特別に作成した風船（図

Memo 4-4　口腔鼻腔の分離の物理的な障害による閉鎖不全症

口蓋帆・咽頭閉鎖機能の調節機構が正常であっても，口腔内圧が十分に高められない状態（太いNGチューブの留置，筋束には侵襲が及んでいないが閉鎖強度を低下させている軟口蓋腫瘍，上顎腫瘍切除後に口腔鼻腔瘻が開存している場合）になると，鼻腔気流が生じるため，当初は口蓋帆挙筋は活動量を上昇させ，その後には口蓋帆挙筋の易疲労性は高くなり，長期的には廃用性変化に陥ることを示している．

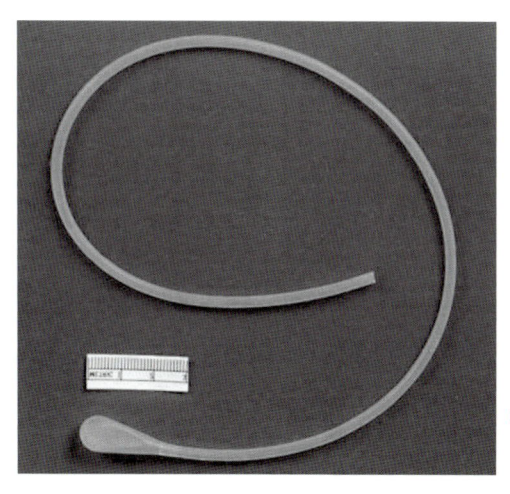

図4-6 Moonら[15]の用いた閉鎖強度測定用バルーン

4-6）を留置することで軟口蓋による咽頭後壁の圧迫圧を計測し，blowing活動での閉鎖強度の変化は口蓋帆挙筋活動に相関することを示している．

B. 咽頭側壁の運動（表4-2）

咽頭側壁運動が口蓋帆・咽頭閉鎖機能に関わるかどうかについて，多くのX線ビデオなどを用いた研究が報告されている．Astley[16]は，バリウムペーストを用いて咽頭側壁をマークしたうえで正面X線像を撮影し，発音時に咽頭側壁が最も内側へ運動する位置の高さは口蓋平面であるとしている．Iglesiasら[2]も，口蓋平面を基準面として4つのレベルに咽頭を分けて咽頭側壁運動を正面X線映画で観察している．その結果，咽頭側壁の内側への運動量は，口蓋平面の高さとその直下において最も大きかったとしている（図4-7）．Zagzebskiら[17]は，耳垂の真下か外耳道の1cm下の位置（ほぼ口蓋平面の高さ，軟口蓋の挙上レベルの近傍）での咽頭側壁は，発音時には内方に運動することを報告している．Hawkinsら[18]は，多素子型トランスデューサーを用いて咽頭側壁運動を調べ，軟口蓋が挙上した高さで咽頭側壁の内方運動は最も顕著になり，下方に下がるに従ってその程度が小さくなることを報告している．

表4-2 咽頭側壁運動

1	最も内側に偏位する高さは口蓋平面のレベルである．
2	咽頭側壁運動は口蓋帆挙筋によって達成される．
3	口蓋平面以下のレベルでは内方～外方までのさまざまな運動を示す．
4	口蓋帆・咽頭閉鎖への咽頭側壁運動の関与の程度は個人ごとにさまざまである．
5	個人内でも目的活動の相違により咽頭での最突出レベルには相違がある．
6	観察方法が異なると異なった結果が得られる．

第4章　各種の活動時での口蓋帆・咽頭閉鎖機能の調節

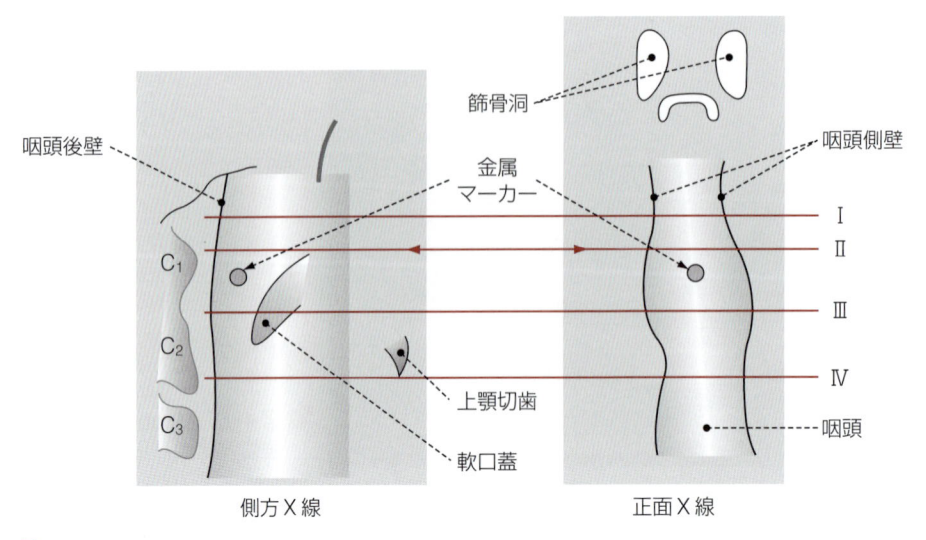

図4-7　Iglesiasらが設定した咽頭側壁運動の内方運動のレベル（文献2より）
Ⅰ：口蓋平面より上方の咽頭上部で咽頭後壁の傾斜が変化する点を通る口蓋平面に平行なレベル，Ⅱ：口蓋平面，Ⅲ：口蓋平面とレベルⅣの間，Ⅳ：上顎切歯の切端と第2頸椎を結んだレベル．

　一方，咽頭側壁が外側へ運動する（咽頭が開大する）とした研究もある．Kelseyら[19]は，超音波装置のトランスデューサーを下顎角の1cm下の高さに当てることで咽頭側壁運動を調べ，この高さでの咽頭側壁は発音時に外側に向かって運動することを示した．Minifieら[20]も，Kelseyらと同じ高さにトランスデューサーを当て，子音では外側に，母音では内側に運動することを報告している．Iglesiasら[2]も，彼らの概念で分割した咽頭の4番目のレベル（第2頸椎のレベル）では咽頭側壁が外側に偏位することを示している．すなわち，咽頭側壁運動は語環境によって異なる運動を示し，さらに軟口蓋の挙上位において最も内方へ運動するが，それ以下のレベルでは外方に向かう運動から内方への運動までさまざまな動きをする．

　一方，咽頭側壁運動を担う主たる筋に関しては，2つの説に分かれる．すなわち，口蓋帆挙筋か上咽頭収縮筋かという議論である．Disckson[21,22]，Dicksonら[23]は解剖学的見地から，耳管隆起の下端の外側を口蓋帆挙筋が走行し，この高さが口蓋平面に一致することから内方運動は口蓋帆挙筋が担い，上咽頭収縮筋はこのレベルより低いために側壁運動には関与できないとしている．内方運動が耳管隆起の位置であるとする所見は，Bosma[24]も観察している．一方，Shprintzenら[25]は，側壁運動をX線ビデオで観察し，最も内側に突出する側壁運動の高さが口蓋帆挙筋の最下部よりも下になるとして，口蓋帆挙筋の関与を否定して上咽頭収縮筋が担うとしている．Iglesiasら[2]は，咽頭側壁運動と軟口蓋運動の同時観察を行い，同期性について検討した．その結果，咽頭側壁運動と軟口蓋運動には時間的な相関性が認められなかったとして，上咽頭収縮筋であるとしている．しかしながら，Bell-Bertiは，健常者での上咽頭収縮筋の上縁が軟口蓋挙上位よ

り低い位置にあることや自身の筋電図所見[26]からも上咽頭収縮筋の関与を否定している．さらにNiimiら[27]は，Iglesiasら[2]と同様の手法による内方運動についての研究を行ったが，彼らの結果では軟口蓋運動と咽頭側壁運動に高い相関性があり，口蓋帆挙筋が側壁運動を担うとしている．Isshikiら[28]は，上顎欠損患者での欠損部から咽頭側壁運動を観察し，同時に採取した口蓋帆挙筋筋電図との同期性を調べて，両者に同期性があることから側壁運動を担うのは口蓋帆挙筋であるとしている．

以上の報告から言えることは，総合的には，①最も内側に偏位する高さは口蓋平面のレベルである，②咽頭側壁運動は口蓋帆挙筋によって達成される，③口蓋平面以下のレベルでは内方〜外方までのさまざまな運動を示す，④口蓋帆・咽頭

Memo 4-5　バルブ（栓塞子）型スピーチエイドの咽頭部バルブの位置はどこでもよいか？

咽頭部にバルブ（栓塞子）を挿入してVPFを補完するバルブ型スピーチエイドは，音声言語訓練を支援する有効な装置であるが，バルブの適切な位置について示したものは少ない．バルブは，VPFに関わる解剖学や生理学の知見からすると，口蓋平面がバルブを水平断することが必要である．安静時の軟口蓋の高さに合わせて作成した装置に見られるバルブの頂点が口蓋平面より下に位置した場合，その位置では咽頭側壁は外方に偏位するためにバルブと咽頭側壁の間には空隙が生じる．またバルブ基底面が口蓋平面より高位であると，咽頭側壁の最突出部がバルブより下方になるため，やはり閉鎖はできない（図4-8）．バルブの位置の確認には，側方X線と内視鏡による確認が必要である．

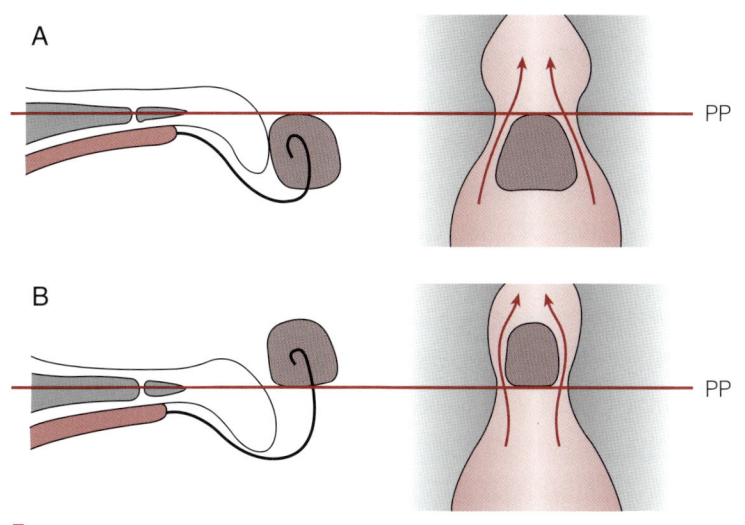

図4-8　口蓋平面とバルブの位置による効果の相違
A：口蓋平面より低い位置にバルブの頂点がある．
B：口蓋平面より高い位置にバルブの基底面がある．
　いずれも咽頭側壁の内方運動のレベル（口蓋平面）がバルブを通過しないために，発音時の呼気はバルブ周囲から鼻腔に漏出して，装置の効果はない．

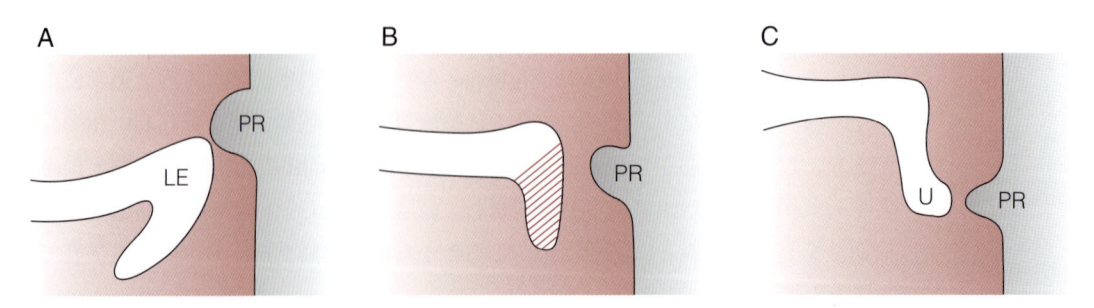

図4-9 口蓋帆・咽頭閉鎖機能とPassavant隆起
A：軟口蓋の挙筋隆起（LE）がPassavant隆起（PR）に向かう．B：軟口蓋垂直部（斜線部分）が隆起に向かう．
C：口蓋垂（U）が隆起に向かう．

閉鎖における咽頭側壁運動の関与の程度は個人ごとにさまざまである，⑤個人内でも目的活動の相違により咽頭での最突出レベルには相違がある，⑥観察方法が異なると側壁運動については異なった結果が得られる可能性があるといえる．

c. 咽頭後壁の前方運動

Fritzel[29]は，上咽頭収縮筋を口蓋帆・咽頭閉鎖機能に関わる筋群の一つとして挙げているが，speechの際に咽頭後壁が関わるかどうかについて検討した研究は少ない．むしろ，口蓋裂患者においてVPIである場合に見られることの多い咽頭後壁の棚状隆起であるPassavant隆起が，発音時の口蓋帆・咽頭閉鎖機能に関与するかどうかに関しての研究が中心である．

当初Passavant[30,31]が報告したことが発端となって多くの報告が行われたが，1980年終わり頃までにはほぼ一定の見解に至り，その後は研究の対象とはなっていない．参考のためにPassavant隆起についての過去の研究について通覧する．Passavant隆起についての研究の焦点は「speechに関わるか」どうかにあった．これについて，①出現位置，②出現の安定性，③出現機構，④voicingとの同期性，⑤口蓋帆・咽頭閉鎖機能との関係を指標として検討されたが，いずれの点についても研究者の間での見解に一貫性はない．

生じる位置について，Glaser[32]は，軟口蓋垂直部〔挙上した軟口蓋の挙筋隆起の後方は垂れ下がったようになる．この部分のことを指している（図4-9）〕の上下的範囲の中に収まるのが最も多く，次いで口蓋垂の下，最後に軟口蓋の上の順に出現することからspeechに関係するとしている．Carpenter[33]は，口蓋帆・咽頭閉鎖に関係する位置からは逸脱した高さに生じる場合もあるとしている．機能によって出現の様相が異なることについて，嚥下とspeechの両方で生じる人もいれば，嚥下時には見られない人もいるとしている．

出現の安定性について，Shelton[34]はすべての被験者で生じたとし，Carpenter[33]は，生じる場合，個人内では一定して生じるが，個人間での生じ方には相違があるとし，一方Glaser[32]は語環境によって個人内でも生じ方に相違

があるとしている．

　出現機構としてGlaser[32]は，口蓋帆・咽頭閉鎖機能に関わる筋の活動によるとしているが，Calnan[35]は，安定して生じないこと，出現位置が低すぎること，運動速度が緩慢であることからGlaserとは反対の見解を示している．

　もしもPassavant隆起がVPFに関わるとするならば，軟口蓋運動ならびに咽頭側壁運動との同期性が必要である．これについても，Glaser[32]，Carpenter[33]，Calnan[35]相互の見解の一致は見られない．また，手術との関係において，Nylen[36]は，口蓋形成術前において生じていても術後には隆起が消失すること，Zwitman[37]は，咽頭弁手術前に隆起が認められていた全例において術後には見られなくなったとしている．しかしながら，Weiss[38]らは，スピーチエイドのバルブ削除療法（7章参照）を行い口蓋帆・咽頭閉鎖機能が改善した16例において，改善後も2例において隆起が認められたとしている．すなわち，Passavant隆起がVPIを代償するかどうかについての見解は一定していない．

　以上のことから，Passavant隆起がVPFを代償するかどうかを考察すると，もしも代償するのであれば，すべてあるいは大半のVPI例に生じる必要があるが，そうではない，また健常者にも生じることを考えるとVPIには固有ではないといえる．現在の見解としては，VPFに関わる位置に生じるPassavant隆起は，少なくともspeechを邪魔してはいない，なかには代償している場合もある，というところである．

2 呼吸運動時のVPF

　口蓋帆・咽頭閉鎖機能を担う咽頭や軟口蓋は呼吸時にも活動する．睡眠時に電極を留置することで呼吸活動時の口蓋舌筋や口蓋帆挙筋活動を調べた研究が行われている[39-45]．その結果では，口蓋帆挙筋は安静呼吸時においても活動が見られることから，口蓋帆挙筋はairway patencyを維持する役割を担っていることを示している．

　後藤[14]やKuehn[46]は，健常者を対象に，安静呼吸活動ではなく強制呼気（すなわちblowing）活動時の口蓋帆挙筋活動を調べ，口蓋帆挙筋が強制呼気活動において口腔内圧と相関することを示している．

1 発音活動と呼吸活動における口蓋帆・咽頭閉鎖機能の関係

　Kuehn[46]は，指定する口腔内圧でのblowingと最大努力で行ったblowingでの筋活動と発音時の筋活動を調べ，興味深い結果を報告している．健常者あるいは口蓋帆・咽頭閉鎖機能にまったく問題のない場合，発音活動での口蓋帆挙筋活動は，最大努力でのblowing時の筋活動を100%とした場合，30〜40%程度であることを示し，また口腔内圧と相関して筋活動が上昇することを明らかにした．

表4-3 発音活動とblowing時の活動によるVPIの重症度の判定方法

	正常	境界線上	絶対的閉鎖不全
blowing活動での口腔内圧との相関性	ある	ある/ない	ない
最大筋活動が示される作業	最大努力でのblowing時	最大努力でのblowing時	発音時
発音時の音素別筋活動	鼻音＜母音＜閉鎖性子音	正常に近いが一貫しない	まったく一貫しない
発音時の筋活動（% peak EMG）	40％以下	40〜70％	70％以上
予備能（発音時の筋活動と最大筋活動との差分）	大きい	重症度に応じて正常から不全までの間となる	小さい

　Kuehnらは，境界線上のVPIを呈する口蓋裂術後患者も対象にして同様の研究を行っている．その結果，境界線上のVPI例では，blowing時の口蓋帆挙筋活動は，口腔内圧の変化に相関性をもって変化するものの，音声活動時での筋活動は，最大筋活動の70％以上になることを示している[47]．さらにTachimuraら[48]は，Kuehnらに近似した方法によって，Kuehnらの対象とした症例よりもVPIの重症度の高い実質的VPI症例を対象にして，blowing活動と音声言語活動での口蓋帆挙筋活動を調べている．その結果，実質的なVPIの場合，blowing時に口腔内圧を上昇させても口蓋帆挙筋は相関性をもたず，しかも低圧で認められた筋活動が，高圧になると安静時筋活動に近似するほど低くなり，さらに最大筋活動は発音時に示されることを明らかにしている．すなわち，発音時筋活動とblowing時筋活動との関係によって，VPIの重症度が推定できることを明らかにしている（表4-3）．

■ 文献

1) Bzoch KR, Graber TM, Aoba T：A study of normal velopharyngeal valving for speech. *Cleft Palate Bulletin*, 9：3, 1959.
2) Iglesias A, Kuehn DP, Morris HL：Simultaneous assessment of pharyngeal wall and velar displacement for selected speech sounds. *J Speech Hear Res*, 23：429-446, 1980.
3) Moll KL：Velopharyngeal closure on vowels. *J Speech Hear Res*, 5：30-37, 1962.
4) Kuehn DP：A cineradiographic investigation of velar movement variables of two normals. *Cleft Palate J*, 13：88-103, 1976.
5) Kuehn DP, Templeton PJ, Maynard JA：Muscle spindles in the velopharyngeal musculature of humans. *J Speech Hear Res*, 33(3)：488-493, 1990.
6) Kuehn DP, Kahane JC：Histologic study of the normal human adult soft palate. *Cleft Palate J*, 27：26-34, 1990.
7) Peterson-Falzone S, Hardin-Jones M, Karnell M：Anatomy and physiology of the velopharyngeal system. In: Cleft Palate Speech, 3rd Ed.（Peterson-Falzone S, Hardin-Jones M, Karnell M, ed.）, Mosby, St. Louis, p.72, 2001.
8) Moon JB, Smith AE, Folkins JW, et al.：Coordination of velopharyngeal muscle activity during positioning of the soft palate. *Cleft Palate-Craniofac J*, 31：45-55, 1994.
9) Mourino AP, Weinberg B：Cephalometric study of velar stretch in 8 and 10-year old children. *Cleft Palate J*, 12：417-435, 1975.
10) Simpson RK, Austin AA：A cephalometric investigation of velar stretch. *Cleft Palate J*, 9：341-351, 1972.

11) Simpson RK, Colton J : A cephalometric study of velar stretch in adolescent subjects. *Cleft Palate J*, **17** : 40-47, 1980.
12) Goh YH, Mark I, Fee WE Jr : Quality of life 17 to 20 years after uvulopalatopharyngoplasty. *Laryngoscope*, **117** : 503-506, 2007.
13) Furlow LT : Cleft palate repair by double opposing Z-plasty. *Plast Reconstr Surg*, **78** : 724-736, 1986.
14) 後藤友信：鼻咽腔閉鎖強度とその調節に関する研究．阪大歯学誌, **22** : 87-106, 1977.
15) Moon JB, Kuehn DP, Huisman JJ : Measurement of velopharyngeal closure force during vowel production. *Cleft Palate-Craniofac J*, **31** : 356-363, 1994.
16) Astley R : The movement of the lateral walls of the nasopharynx: a cine-radiographic study. *J Laryngol Otol*, **72** : 325-328, 1958.
17) Zagzebski JA : Ultrasonic measurement of lateral pharyngeal wall motion at two levels in the vocal tract. *J Speech Hear Res*, **18** : 308-318, 1975.
18) Hawkins CF, Swisher WE : Evaluation of a real-time ultrasound scanner in assessing lateral pharyngeal wall motion during speech. *Cleft Palate J*, **15** : 161-166, 1978.
19) Kelsey CA, Crummy AB, Schulman EY : Comparison of ultrasonic and cineradiographic measurements of lateral pharyngeal wall motion. *Invest Radiol*, **4** : 241-245, 1969
20) Minifie FD, Hixon TJ, Kelsey CA, et al. : Lateral pharyngeal wall movement during speech production. *J Speech Hear Res*, **13** : 584-594, 1970.
21) Disckson DR : Normal and cleft palate anatomy. *Cleft Palate J*, **9** : 280-293, 1972.
22) Disckson DR : Anatomy of the normal velopharyngeal mechanism. *Clin Plast Surg*, **2** : 235-248, 1975.
23) Disckson DR, Maue-Dickson W : Velopharyngeal anatomy. *J Speech Hear Res*, **15** : 372-381, 1972.
24) Bosma JF : Correlated study of anatomy and motor activity of upper pharynx by cadaver dissection and by cinematic study of patients after maxilla-facial surgery. *Ann Otol Rhinol Laryngol*, **62** : 51-72, 1953.
25) Shprintzen RJ, McCall GN, Skolnick ML, et al. : Selective movement of the lateral aspects of the pharyngeal wall during velopharyngeal closure for speech, blowing, and whistling in normals. *Cleft Palate J*, **12** : 51-58, 1975.
26) Bell-Berti F : An electromyographic study of velopharyngeal function in speech. *J Speech Hear Res*, **19** : 225-240, 1976.
27) Niimi S, Bell-Berti F, Harris KS : Dynamic aspects of velopharyngeal closure. *Folia Phoniatrica*, **34** : 246-257, 1982.
28) Isshiki N, Honjow I, Morimoto M : Cineradiographic analysis of movement of the lateral pharyngeal wall. *Plast Reconstr Surg*, **44** : 357-363, 1969.
29) Fritzel B : The velopharyngeal muscles in speech. *Acta Otolaryngol*, **250** (Suppl) : 5-81, 1969.
30) Passavant G : On the closure of the pharynx in speech. *Arch Heilk*, **3** : 305, 1863.
31) Passavant G : On the closure of the pharynx in speech. *Virchows Arch*, **46** : 1, 1869.
32) Glaser ER, Skolnick ML, McWilliams BJ, et al. : The dynamics of Passavant's ridge in subjects with and without velopharyngeal sufficiency—a multiview videofluoroscopic study. *Cleft Palate J*, **16** : 24-33, 1979.
33) Carpenter MA, Morris HL : A preliminary study of Passavant's pad. *Cleft Palate J*, **5** : 61-72, 1968.
34) Shelton RL, Brooks AR, Youngström KA : Articulation and patterns of palatopharyngeal closure. *J Speech Hear Dis*, **29** : 390-408, 1964.
35) Calnan JS : Modern views of Passavant's ridge. *Br J Plast Surg*, **10** : 89-113, 1957.
36) Nylen BO : Cleft palate speech: a surgical study including observations of velopharyngeal closurte during connected speech, using synchronized cineradiography and sound spectrography. *Acta Radiologica*, **203** (Suppl) : 1-124, 1961.

37) Zwitman DH : Oral endoscopic comparison of velopharyngeal closure before and after pharyngeal flap surgery. *Cleft Palate J*, **19** : 40-46, 1982.
38) Weiss CE : The significance of Passavant's pad in post-obturator patients. *Folia Phoniatrica*, **24** : 51-56, 1972.
39) Carlson DM, Onal E, Carley DW, et al. : Palatal muscle electromyogram activity in obstructive sleep apnes. *Am J Resp Crit Care Med*, **152** : 1022-1027, 1995
40) Mortimore IL, Mathur R, Dougla NJ : Effect of posture, route of respiration and negative pressure on palatal muscle activity in humans. *J Appl Physiol*, **79** : 448-454, 1995.
41) Tangel DJ, Mezzanotte WS, White DP : Respiratory-related control of palatoglossus and levator palatine muscle activity. *J Appl Physiol*, **78** : 680-688, 1995.
42) Tangel DJ, Mezzanotte WS, White DP : Influence of NREM sleep on activity of palatoglossus and levator palatine muscles in normal men. *J Appl Physiol*, **78** : 689-695, 1995.
43) Launois SH, Remsburg S, Yang WJ, et al. : Relationship between velopharyngeal dimensions and palatal EMG during progressive hypercapnia. *J Appl Physiol*, **80** : 478-85, 1996.
44) Mortimore IL, Douglas NJ : Palatopharyngeus has respiratory activity and responds to negative pressure in sleep apnoeics. *Eur Resp J*, **9** : 773-778, 1996.
45) Mortimore IL, Douglas NJ : Palatal muscle EMG response to negative pressure in awake sleep apneic and control subjects. *Am J Resp Crit Care Med*, **156** : 867-873, 1997.
46) Kuehn DP, Moon JB : Levator veli palatini muscle activity in relation to intraoral air pressure variation. *J Speech Hear Res*, **37** : 1260-1270, 1994.
47) Kuehn DP, Moon JB : Levator veli palatini muscle activity in relation to intraoral air pressure variation in cleft palate subjects. *Cleft Palate-Craniofac J*, **32** : 376-381, 1995.
48) Tachimura T, Nohara K, Fujita Y, et al. : Change in levator veli palatini muscle activity for patients with cleft palate in association with placement of a speech-aid prosthesis. *Cleft Palate-Craniofac J*, **39** : 503-508, 2002.

第5章 口蓋帆・咽頭閉鎖不全症（鼻咽腔閉鎖不全症）

1 口蓋帆・咽頭閉鎖不全症（鼻咽腔閉鎖不全症）の原因

口蓋帆・咽頭閉鎖機能（VPF）の障害は，口蓋帆挙筋の活動が器質的・機能的原因によって直接的・間接的に障害される場合，あるいは目的行動に適した運動調節が障害された場合に生じる．すなわち，①口蓋帆挙筋自体の問題，②口蓋帆挙筋自体には問題がないが，軟口蓋運動や口蓋帆挙筋の運動巧緻性や運動領域を制限する筋以外の原因，③運動調節の誤学習，④疲労の4つの原因がある（表5-1）．

A 口蓋帆挙筋自体の問題

1 器質的変化

1）筋走行の誤り，筋束（輪）賦与の不備

口蓋裂が代表的疾患である．口蓋裂は上顎球状突起と正中鼻突起の癒合不全による先天的な疾患であり，通常，軟口蓋の癒合不全がある．左右の口蓋帆挙筋筋束が軟口蓋内で筋束（輪）を形成せず，大半が後鼻棘と口蓋骨後縁に停止する．明確に肉眼で裂が確認できる overt cleft と呼ばれる状態から，左右の軟口蓋の粘膜だけが結合している occult cleft（あるいは submucous cleft palate：粘膜下口蓋裂）と呼ばれる状態まで多様である．overt cleft は生後直後に発見されることが多いが，occult cleft は見かけ上の異常がないように見えるために，発見が遅れることが多い．

overt cleft では，左右の軟口蓋の粘膜と口蓋帆挙筋筋束が結合していないことから，口蓋帆挙筋が収縮すると，左右の軟口蓋は挙上しながら，外側に牽引され

表5-1 VPIの原因

1	口蓋帆挙筋自体の問題
2	軟口蓋運動や口蓋帆挙筋の運動を制限する関連筋以外の問題
3	運動調節様式の誤学習
4	疲労

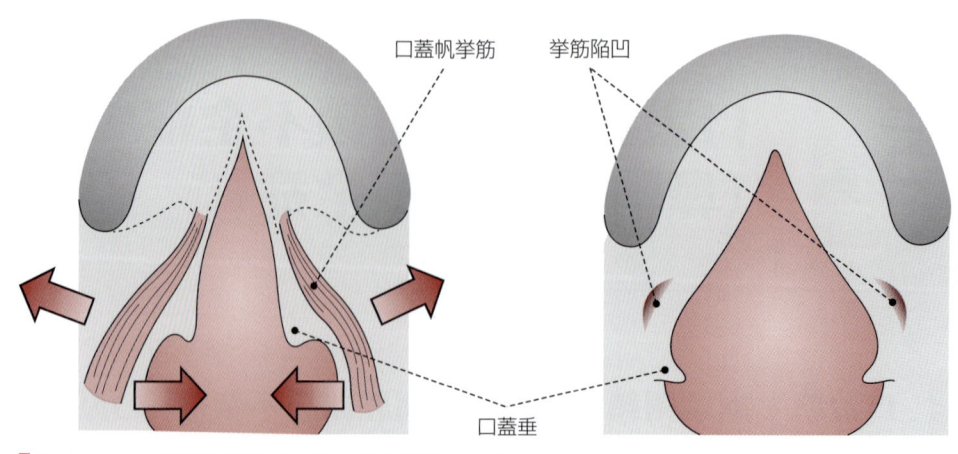

図5-1 口蓋裂未手術での軟口蓋の運動モード
左：安静時の平面観，右：活動時の平面観．
口蓋帆挙筋は筋束を形成していないため，活動時には外方へ向かうベクトルが生じることで裂は開大するが，咽頭側壁の口蓋平面の高さでは口蓋帆挙筋の筋腹があるため内方運動する．

る（図5-1）．すなわち，裂隙は開大され，口腔鼻腔の結合（閉鎖不全）の程度は，より強くなる．軟口蓋で口腔鼻腔の分離ができていない場合，口腔と鼻腔は一つの大きな腔になり，発音時の呼気が鼻腔に漏出するため，口腔と鼻腔を弁別する感覚情報（口腔内だけで空気圧が上昇する感覚など）が生じず，発音時の声門上下の差圧は著しく大きくなる．この異常に高い差圧を代償するために，本来の構音点以外の声門上の声道の一部を閉鎖することで，声門上下の差圧を正常化しようとして生じるのが代償性異常構音（声門破裂音など）である．さらに，声門上下圧に異常に高い差があると，声帯振動のエネルギーが大きくなることで声帯のabuseが生じて嗄声となる[1,2]．実質的閉鎖不全があって口蓋帆挙筋が目的を達成できない場合には，活動性を低下させるため，長期に未手術で経過した場合，口蓋帆挙筋は廃用性に委縮する．その結果，長期口蓋裂未手術例での軟口蓋は薄くなり非可動性となる．このような状態のままで形成手術をしても，代償性に獲得された構音障害は残存し，また軟口蓋の可動性も低下しているため，口腔鼻腔の分離は良好に行われない．

occult cleftの一つである粘膜下口蓋裂（submucous cleft palate：SMCP）の診断基準には，Calnanの三徴がある（図5-2）．Calnanの三徴とは，①口蓋垂裂，②

Memo 5-1　嗄声への対応が先か，VPIへの対応が先か？

McWilliamsら[1,2]は，嗄声を示した口蓋裂児の追跡調査により，VPIに対応せずに嗄声の外科的治療（声帯結節の切除など）をした場合には嗄声改善の効果が低いこととVPIの改善により嗄声が消失することを報告し，明らかなVPIと嗄声が認められる場合には，まずVPIへの対応を考えることが必要であるとしている．

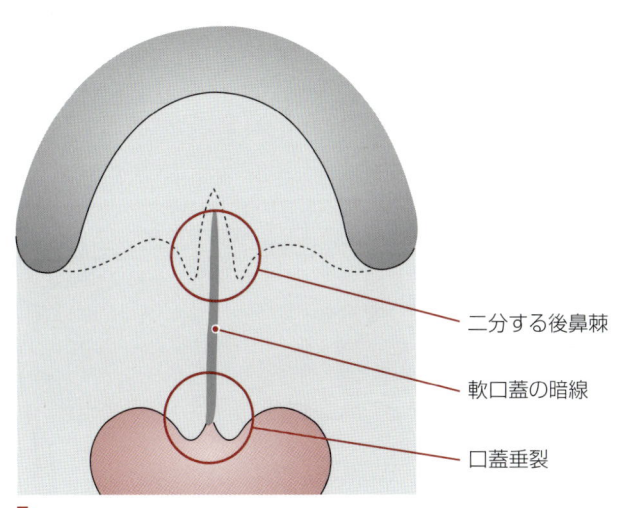

■図5-2　粘膜下口蓋裂の鑑別のためのCalnanの三徴
①二分後鼻棘，②軟口蓋正中の暗線，③口蓋垂裂．

二分後鼻棘（前方から後方に硬口蓋の正中を触診すると，硬軟口蓋移行部で指腹に触れる），③軟口蓋正中の暗線である．SMCPは発見が遅れることが多い．その理由は，肉眼的に異常所見が確認しづらいこと，左右の軟口蓋の粘膜が結合しているために，幼小児期には閉鎖不全に伴う症状がovert cleftに比べて軽度であり，さらに低年齢児ではアデノイドが大きいためにより音声言語機能への影響が小さいためである．なお，口蓋裂術後例でのVPI（口蓋帆・咽頭閉鎖不全）を診る際に気をつけるべきは，speechの際には実質的なVPIであっても，嚥下時にはVPIにはならないことである[3]．

2）実質欠損

代表的なものとしては，軟口蓋に及ぶ上顎腫瘍の切除術後である．軟口蓋欠損例での口蓋帆・咽頭閉鎖不全症の重症度は，欠損の大きさにのみ依存するのではなく，欠損の状態（欠損は中央だけか，軟口蓋後縁は保存されているか，軟口蓋片側は残存するか，など），欠損の位置（口蓋帆挙筋，口蓋舌筋などの付着部位は障害されているか，翼状突起周辺に侵襲は及んでいるか，など），さらに介入開始までの期間と経過により大きく異なる（図5-3）．欠損の状態と経過期間による障害の程度についてみる．

■ Type Ⅰa：軟口蓋中央に欠損があるものの，口蓋帆挙筋筋輪には重度の侵襲が少なく，筋自体は温存された場合（図5-3 Ⅰa）（※注）

組織変化としては，瘻孔周囲組織は瘢痕拘縮することで，欠損部は大きくなり，軟口蓋は短小化する．軟口蓋と咽頭側壁の運動は，①軟口蓋はほぼ左右対称性に挙上する，②咽頭側壁の代償運動は少ない，③軟口蓋の伸展性[4-6]によって後方へ軟口蓋は引き伸ばされる．その結果，欠損部は安静時よりも開大し，口腔と鼻腔の結合の程度はより大きくなる．口蓋帆挙筋活動の調節様相が正常な場合，口腔から鼻腔に呼気が漏出すると，あたかもVPIであるかのように口蓋帆挙筋活動

第5章 口蓋帆・咽頭閉鎖不全症（鼻咽腔閉鎖不全症）

Type Ⅰ　　　　　　　　Type Ⅱ　　　　　　　　Type Ⅲ

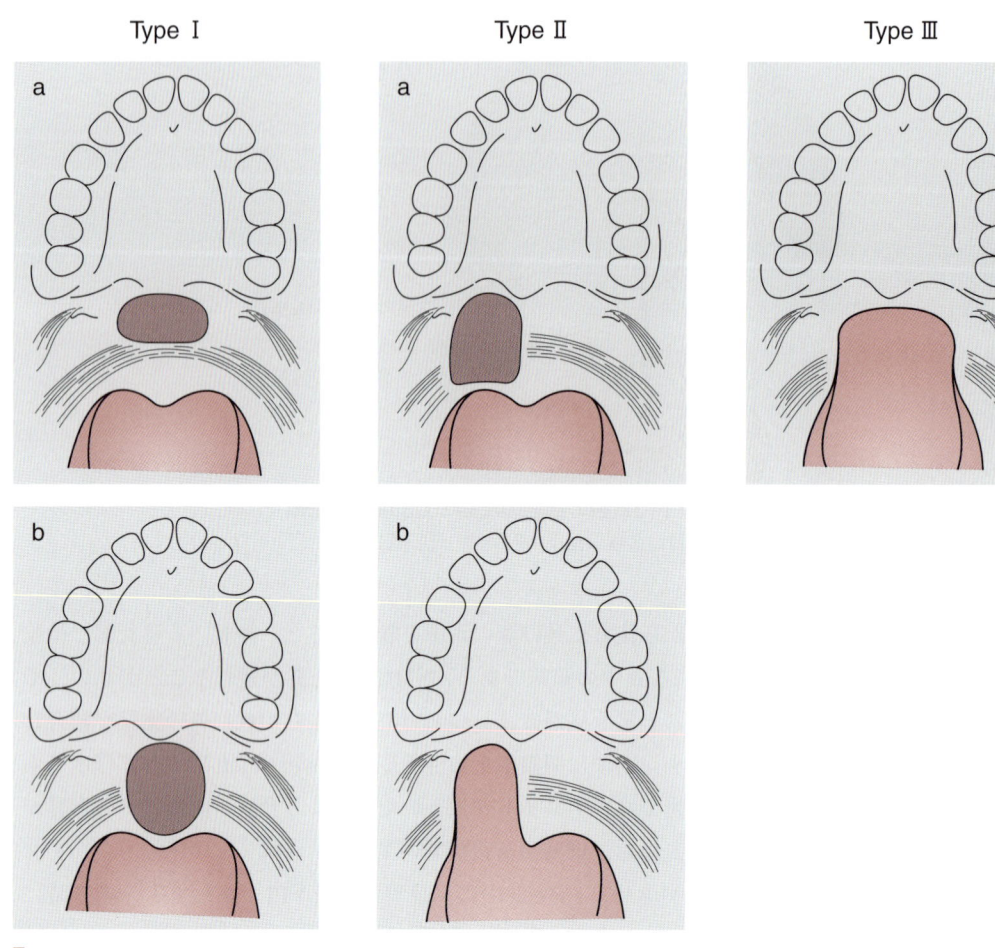

■ 図5-3　口蓋帆挙筋への侵襲と欠損の程度による軟口蓋欠損の分類

は上昇し[7]，疲労のために口蓋帆挙筋活動は低下する[8]．①軟口蓋の伸展性[4-6]の消失，②挙上運動の障害，③咽頭側壁運動による代償性運動が生じる．結果として，口蓋帆挙筋は侵襲されていないにもかかわらず，絶対的な口蓋帆・咽頭閉鎖不全症となる．

　　※注：口蓋帆挙筋がまったく無傷で軟口蓋欠損が生じることは理論的にはあり得るが，腫瘍は周辺の健全組織も含めて拡大して切除することで多少なりとも口蓋帆挙筋筋束に障害を与える．そのため，次項「B. 口蓋帆挙筋自体に問題がなく，それ以外の問題による」場合には含めず本項で扱う．

■ Type Ⅰb：軟口蓋中央に欠損があり，口蓋帆挙筋の筋束は離断し，残存する軟口蓋には瘢痕が生じている（図5-3 Ⅰb）

　この場合の手術直後の状態としては，①軟口蓋は挙上するが挙上量は小さい，②咽頭側壁の代償運動は小さい，③軟口蓋の伸展性[4-6]はないかわずか，④口蓋帆挙筋の収縮により欠損部は側方に開大する，⑤軟口蓋による口腔鼻腔の気密な閉鎖強度は低下する．その結果，重度のVPIとなる．

長期経過による変化としては，軟口蓋全体に瘢痕拘縮が進行することで，軟口蓋の伸展性とともに可動性は消失し，口蓋帆挙筋は萎縮する．軟口蓋の挙上運動は制限され，代償的に口蓋帆挙筋による咽頭側壁の内方運動が生じる．症状の変化としては，VPIの重症化と，構音発達過程にある小児の場合は代償性の構音障害が生じることもある．

■Type Ⅱa：軟口蓋後縁は残存するものの軟口蓋の片側に欠損があり，口蓋帆挙筋筋束は離断して非患側に残存する（図5-3 Ⅱa）

　非患側の軟口蓋は，残存する軟口蓋後縁により軟口蓋の後上方の挙上ベクトルの内・外方のベクトルが打ち消されるため，欠損部の開大の程度はType Ⅱbよりは軽度である．

　長期経過による変化としては，①軟口蓋非患側の瘢痕拘縮と短小化，②欠損部の面積の増大，③口蓋帆挙筋の萎縮が生じる．それらに伴う運動の変化としては，①非患側軟口蓋の挙上量の減少，②患側咽頭側壁の不完全な代償運動の発現である．

　症状としては，①著明な呼気漏出，②患側の瘢痕拘縮に伴う舌異常運動，③小児であれば代償性の構音障害が見られる．

■Type Ⅱb：軟口蓋後縁を含む軟口蓋の片側に欠損があり，口蓋帆挙筋筋束は離断して非患側に残る（図5-3 Ⅱb）

　Type Ⅱaと異なり，この場合の手術直後から，①非患側の軟口蓋は，口蓋裂未手術例同様，不適切に外上方に挙上し，二次的に生じた軟口蓋の裂は非対称性に開大することで，口腔と鼻腔の結合はより強くなる，②前口蓋弓にも侵襲が及んでいる場合には，患側での瘢痕拘縮によって舌運動にも障害が生じる．

　長期的な変化としては，欠損側軟口蓋の瘢痕による短小化と口蓋帆挙筋の萎縮が生じる．それによって，非患側の軟口蓋の挙上は抑制され，その後に咽頭側壁の不十分な代償運動が生じ，患側と非患側の両側でのVPIが固定される．音声言語上の症状として，①著明な呼気漏出，②片側の瘢痕拘縮に伴う舌運動障害が生じる．

■Type Ⅲ：軟口蓋全欠損（図5-3 Ⅲ）

　活動時に欠損部はわずかに開大し，咽頭側壁の不十分な代償運動が生じる．長期的には咽頭全体の運動不全となる．舌運動は軟口蓋の両側性の瘢痕により左右運動が困難になる．

Memo 5-2　顎補綴装置の効果は定期的に内視鏡によって評価する

　顎補綴装置を作成する際に，欠損部位，筋への侵襲の程度，経過年数によって，栓塞子と軟口蓋との接触状態は経時的に変化する．したがって，栓塞子と軟口蓋粘膜との閉鎖の状態は経鼻内視鏡を用いて検討することが必要である．

2 神経筋機能障害

　脳血管障害，外傷性頭部障害，ALS（筋萎縮性側索硬化症）などの神経難病によって，口蓋帆挙筋活動の調節様相が変化した場合である．通常は運動（障害）性構音障害と診断されるが，責任疾患の発症からの経過時間や介入の相違に応じて，口蓋帆挙筋活動の調節様相が変化する可能性があることに注意がいる．一般的にこれらの疾患では，不可逆性もしくは進行性であると判断され，VPFの問題の生理学的，客観的な評価が行われなかったり，構音機能や声の質の定性的な評価で終始することが多い．VPFについての正しい評価に基づいて適切に対応した場合には，ALSなどの進行性の神経難病においてVPIの重症化の進行程度を低減し，脳卒中や外傷性頭部障害を原因とする場合にはVPIが改善する可能性もある．

　通常，脳血管障害などによる神経筋機能の障害における音声言語活動の特徴として，Jordanは，「過大機能と過小機能の連続態」であるとしている[9]．このことは，口蓋帆挙筋活動にも共通していえる．未介入のVPIでの口蓋帆挙筋活動は，音素によって最大値近い活動を示すか，安静時筋活動に近い筋活動のどちらかになっている[10,11]．したがってVPIに対して，適切に介入が行われずに経過すると，口蓋帆挙筋の疲労[8]によって活動性は低下するため，結果として口蓋帆挙筋活動は減弱し，廃用性変化に陥り，VPIは固定される．障害発症初期に内視鏡や筋電図などによるVPFの評価を含めて，構音や声の評価を行う必要がある．

B 口蓋帆挙筋自体には問題がなく，それ以外の問題による

　口蓋帆挙筋自体の活動性や機能には問題がないものの，口蓋帆挙筋の運動機能を制限するような周囲からの抑制によってもVPIは生じる．口蓋帆挙筋運動を制限するような器質的原因は，軟口蓋内ならびに軟口蓋外にある．

1 軟口蓋内に器質的原因がある場合

1）軟口蓋の瘢痕

　最も多い原因は軟口蓋の瘢痕である．口蓋形成術によって，軟口蓋が十分に後方移動されたとしても，軟口蓋自体の運動性を低下させるような著しい瘢痕がある場合には，軟口蓋と咽頭後壁との気密な閉鎖が障害される．正常な軟口蓋運動は，口蓋帆挙筋によって後上方に挙上するだけでなく，後方への伸展[4-6]と口蓋垂筋の活動[12]によっても，咽頭後壁との間で面状に接触し，気密な圧迫閉鎖が達成される．軟口蓋が口腔と鼻腔を分離できる長さを有していても，これら2つの運動要素が障害されていると十分な口腔内圧の上昇に対応できなくなる．ケロイド体質であるアジア系人種にFurlow法（4章，7章参照）のような，軟口蓋に大きな三角弁を作成して軟口蓋を形成する口蓋形成術を行う場合，アデノイド退縮と成長発育による経時的な咽頭の形態変化に軟口蓋運動が追随できるかは，重

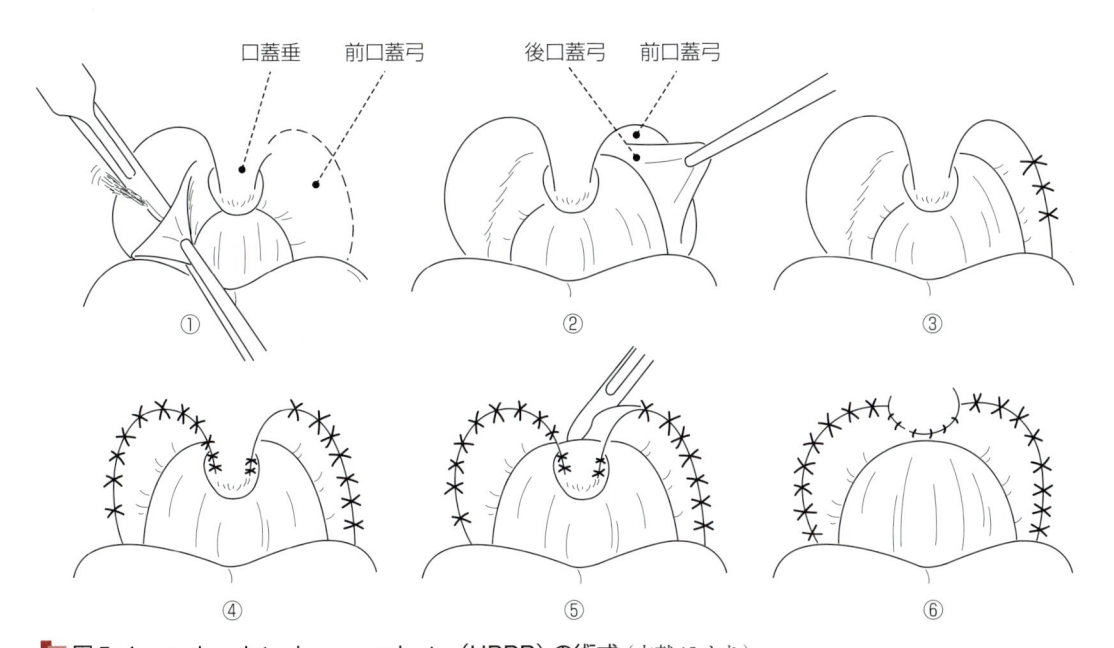

図5-4 uvulopalatopharyngoplasty（UPPP）の術式（文献13より）
前口蓋弓に手術侵襲が加えられることと軟口蓋後縁部が切除されることで拘縮が生じて軟口蓋の挙上が抑制される．

大な関心をもって経過観察することが必要である．

2）UPPP（uvulopalatopharyngoplasty）[13]

閉塞性睡眠時無呼吸症（obstructive sleep apnea syndrome：OSAS）に対する外科処置の一つであるUPPP（図5-4）によって軟口蓋後縁から口蓋垂が切除された場合にVPIが生じることがある[14]．UPPPでは，口蓋垂〜軟口蓋後縁〜咽頭を広く切除する．そのため，切除部は術後長期間経過すると瘢痕拘縮するため，軟口蓋後縁は短縮し，前口蓋弓での瘢痕は軟口蓋の挙上を障害するためVPIが生じる．

2 軟口蓋の外に原因がある場合

1）器質的原因

軟口蓋は咽頭側壁に連絡し，咽頭後壁と圧迫接触する．したがって，咽頭側壁・後壁に存在する器質的問題は軟口蓋の挙上運動，咽頭側壁の内方運動，咽頭後壁の前方運動を制限する可能性がある．

舌腫瘍などにより前口蓋弓や後口蓋弓が侵襲を受けた場合や，中咽頭癌などの治療のために放射線療法を受けた場合などである．前後の口蓋弓には，それぞれ口蓋舌筋と口蓋咽頭筋が収容されている．これらの筋は，口蓋帆挙筋と一緒になって軟口蓋の挙上位を決定している[15]．したがって，これらの筋の活動が制限を受けた場合，軟口蓋は適切な挙上位をとることが困難になる．さらに手術侵襲や放射線療法後，長期経過することで瘢痕によって軟口蓋は下方に牽引され，閉鎖不全となる．

2）構造的原因

軟口蓋運動に関わる軟口蓋内外の構造や神経筋機能は正常であるにもかかわらず，軟口蓋の挙上運動を抑制し，VPIが惹起される場合がある．その原因として，著しい下顎前突症，巨大な咽頭扁桃が挙げられる．

通常，下顎の過成長による下顎前突症である場合にVPIになることはまれであるが，なんらかの原因で境界線上のVPIである場合，著しい下顎前突症であると前口蓋弓の付着部は前方になるため，軟口蓋を挙上（後上方運動）しようとすると，下前方への抑制を受ける．Kuehnは，CPAPによって鼻腔内圧を上昇させると，軟口蓋を下方に圧迫することにより軟口蓋は運動方向に対する抵抗を受け，口蓋帆挙筋活動が上昇し，疲労性が高くなる可能性を示した[16]．このことに近似した影響が生じると考えられる．

著しく肥大した咽頭扁桃があると，鼻呼吸が障害され口呼吸で代償することになり，口呼吸路の確保のために下顎を前方位にして咽頭を開大させることで，軟口蓋の挙上運動が抑制されることがある．幼小児でアデノイドが大きい場合にVPIが疑われるときは，まずadenoidectomyを行って変化を見ることも考慮する．

C. 誤学習

音声言語機能は，生後に獲得されるものである．Sanderら[17]は健常児が「いつ構音操作を学ぶか」について大規模研究を行い，[s]音では2歳から8歳までの間に獲得することを明らかにしている．音声言語機能に関わるVPFの調節は，口蓋帆挙筋を代表とする筋群に筋紡錘が少ないことや音声表出前に軟口蓋の挙上が開始されることから，構音機能の獲得に似た学習による影響があると考えられる．見かけ上，構音器官の構造には大きな異常がない状態であっても構音操作の誤りを有する場合（機能的構音障害）がそれにあたる（**Memo 5-3**）が，構音に関わる軟口蓋運動についても似たことがいえる．すなわち，呼気が鼻腔漏出している状態で構音操作が完成した場合には，鼻腔に呼気を漏出させることが適切な構音方法であるとして障害が固定される可能性がある．このような例として，構音

Memo 5-3 機能的構音障害の原因は誤学習だけ？

機能的構音障害を呈する症例のすべてにおいて構音器官の構造が正常であるとは言い難い場合がある．deep biteと呼ばれるような，咬合が深く，舌と口蓋が容易に面接触し，[s]構音に必要な呼気の流出のための舌尖と前口蓋との間の空間を作ることができない場合には，側音化構音になる場合がある．このような例では，咬合を挙上し，構音訓練することで改善することがある．構音器官の大きな器質的障害がなく機能的構音障害と診断した場合も，構音器官の構造の口腔生理学的立場からの評価は必要である．

発達期に口蓋裂が未手術で放置され，口腔と鼻腔が一つの腔となった環境の下で構音を獲得した場合，構音完成後に処置を行っても鼻腔に呼気を漏出させようとするために，開鼻声や鼻雑音がなかなか改善しない場合である．

明らかに器質的原因でVPIであると確定診断できた症例では，装置（後述のスピーチエイドなど）を装着し，正常な構音動作に改善したうえで，装置撤去時には開鼻声しか認められない状態になってからVPIの観血的処置を行う．注意するべきは，明らかな器質的問題がなく「鼻咽腔構音」「鼻腔構音」と評価された症例への治療計画の立案である．構音障害の原因が境界線上のVPIにあるのか構音操作の誤りにあるのかの診断は，聴覚評価だけでなく，VPFの生理学的評価も行うことが必要である．構音操作の誤りとしての鼻雑音であった場合に，不可逆的な観血的治療（たとえば咽頭弁形成術）が用いられた場合には，睡眠時無呼吸症などの重篤な医原性合併症を惹起することになる．過剰な観血的治療を回避するためにも生理学的な評価は必須である．

D. 疲労

閉鎖状態の破綻の原因を，筋の疲労性で考えるとうまく説明できる症状がある．正常な口蓋帆挙筋の組成について，滝沢ら[18]は軟口蓋腫瘍切除時に採取した口蓋帆挙筋を組織化学的に検討し，TypeⅠ，ⅡA，ⅡB線維がほぼ同じ比率で存在し，モザイク状を呈していたことを報告している．この結果は，正常な口蓋帆挙筋は，ゆっくりと収縮して持続活動を担う筋成分と，比較的持久性には劣るが素早く収縮して瞬発的な活動を担う成分がバランスよく分布して，多様な活動を担える筋であることを示している．一方，高田ら[19]は，口蓋裂一次手術後に閉鎖不全を呈した症例での発音時の閉鎖運動パターンを，軟口蓋型，咽頭側壁型，冠状型に分け，それらの症例に対して行ったUVP法[20]による咽頭弁形成術施行時に採取された口蓋帆挙筋の組織分類を行っている．その結果，閉鎖運動への軟口

Memo 5-4 鼻咽腔構音（鼻腔構音）は真の構音動作の障害か？

「鼻咽腔構音」「鼻腔構音」は一般的には聴覚的に診断される．名称は，軟口蓋が咽頭との間で音を作っているかのようであるが，軟口蓋を挙上して口腔鼻腔を分離する口蓋帆挙筋を弛緩させて鼻雑音を生じさせると，空気力学的因子と口蓋帆挙筋活動の関係からは矛盾する．このことから，このような現象は「構音動作」ではない．その本質は，たまたま軟口蓋と咽頭との閉鎖強度が特定の音素の表出時に上昇した口腔内圧に耐えられずに軟口蓋と咽頭後壁の間で生じた雑音であろう．問題は，音声言語生理学的な根拠もなく，聴覚による主観的評価だけで診断を行うことである．それにより，不可逆的な観血処置が選択されることは避けるべきであり，客観的な評価に基づく保存的な身体的な介入と訓練を選択するべきである．

蓋運動の関与の大きさによって口蓋帆挙筋の組成が相違することを明らかにしている．このことは，閉鎖不全の重症度の相違によって口蓋帆挙筋の組成が相違し，筋の疲労性も異なる可能性がうかがわれる．すなわち，単音レベルでは完全閉鎖が得られていても，連続音や会話では閉鎖が破綻して鼻雑音や開鼻声が生じるのは，連続音の表出によって筋疲労が生じ，閉鎖強度が低下することで閉鎖不全となると説明できる．Kuehnら[21]，Tachimuraら[22]，は，口蓋帆挙筋活動の最大筋活動を100%としたときのspeechに必要な筋活動を，境界線上VPIから実質的VPIまでの重症度との関係を調べている．その結果，最大筋活動とspeechでの筋活動との差分がVPFの予備能になり，予備能が小さい場合には口蓋帆挙筋の易疲労性が高くなることを明らかにしている[16, 23]．このことは，疲労性の軽減によってVPIの症状が軽減できる可能性を示している．

■ stress VPI

　高い口腔内圧を要求する吹奏楽器（たとえばオーボエのようにdouble leadになっている楽器）の特殊な演奏（循環奏法など）中にVPIが生じることがある．このような場合のVPIをstress VPIと呼んでいるが，この背景は口蓋帆挙筋の疲労によるものと考えられる[24]．

2　口蓋帆・咽頭閉鎖不全症のパターン

A　時系列的パターン

　ここでのパターンというのは，閉鎖状態の肉眼的形態的特徴のことではなく，閉鎖状態が時系列的にどのように変化するかのパターンである．軟口蓋運動がon-off運動ではないことや目標活動を始める前に開始することから，VPIの時系列パターンも開放と閉鎖の二元的な運動ではない．一連の活動が開始される前から実質的閉鎖不全であったとしても，目標活動中に継続して不全であるとはいえない場合もある．反対に，開始直前には完全閉鎖や境界線上VPIであっても，活動中に閉鎖強度が低下して実質的閉鎖不全になる場合もある．また，単音節では完全閉鎖であるのに，連続音や文章では閉鎖強度が低下する場合，blowingや無声子音では閉鎖するが有声音や母音では開放する場合，単音節で子音部では閉鎖するにもかかわらず後続母音部で開放する場合がある．すなわち，目標とする作業の内容，時間経過，必要性などによって閉鎖状態は変わる．

　口蓋帆・咽頭閉鎖運動について「閉鎖不全，軽度閉鎖不全，完全閉鎖」という分類が用いられることがあるが，これら3つの群には境界はなく，連続的であり，軽度閉鎖不全の領域が他の2つよりもはるかに広い（図5-5）．本来，VPFの評価は，対象者のspeechが社会的にacceptableとなるような治療法の選択，時系列的治療訓練プログラムの構築，治療後の成績評価のために行うものである．上

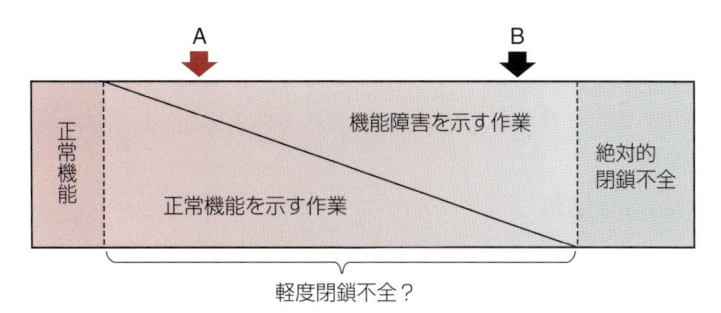

■ 図5-5　不全の概念図
　　確実な「正常」と「絶対的閉鎖不全」との間には多様な閉鎖不全がある．これを「軽度」とはいえない．Aの症例では正常に行える作業が多いが，Bの症例では少なくなる．しかしながら，軽度閉鎖不全という分類では同じ分類になる．

記の3群による分類だけを真として用いた場合に以下のような問題が生じる．すなわち，社会的にacceptableでない絶対的（実質的）閉鎖不全に限りなく近いような「軽度閉鎖不全」を適切に治療した後のVPFが，社会的にacceptableである正常に限りなく近いような「軽度閉鎖不全」となったとしても，上記の分類では「改善していない」ことになる．また，易疲労性の口蓋帆挙筋であれば，小さな筋活動で達成が可能な作業（たとえば，ひそひそ声，小さな声，低圧でのblowing）では口腔鼻腔分離に破綻が見られなくても，負荷の大きな活動（高い口腔内圧でのblowing，閉鎖性子音で構成される長文の音読）では破綻する可能性があり，作業によって閉鎖状態に相違が生じる．そのため，上記の分類法はVPIの確定診断には用いることができず，治療上は役に立たない．

　すなわち，発音時や嚥下時に常時完全閉鎖する場合と，常時実質的な閉鎖不全である場合の対応にはほとんどオプションは考えられないが，軽度不全と評価された場合は軽度不全の程度と原因によって異なり，さらにその対応が適切であることを評価することは著しく難しい．

　境界線上のVPIについて，Sheltonは，SBNA（sometimes but not always）すなわち「ときどき閉鎖するが，常時ではない」タイプと，ABNQ（almost but not quite）すなわち「ほとんど閉鎖しているが完全ではない」タイプがあるとしたMorrisの考え方を紹介している[25]．これら2つは並立するものではなく，SBNAは，同じ音素であっても文長，contextに依存して閉鎖したり不全になったりするような境界線上VPI，ABNQとは閉鎖様運動はあるが完全閉鎖には至らないものである．したがって，同一話者でも，音素やcontextの相違によってSBNAであったりABNQであったりし，さらにSBNAでのABNQも存在する．Morrisは，この考え方の妥当性を示す根拠となる所見を示していないが，臨床的には「境界線上」あるいは「軽度不全」と分類される場合，患者間で一貫して同じ症状であることがまれであるため妥当性はあると考えられる．

　したがって，閉鎖状態を，客観性をもって表現するためには，上記した「どの

ような目標活動」で,「いつ」「閉鎖しているのか,開放するのか」「その状態は目標活動中継続するのか,変化するのか」に基づいて閉鎖パターンを評価する必要がある．そのため,評価法に含まれるべき項目としては,以下のものが考えられる．

■blowing活動
- 可及的最大努力での持続的blowing開始時の閉鎖状態
- 低圧での持続的soft blowing開始時の閉鎖状態
- 持続的blowing作業中の閉鎖状態の破綻の有無

■発音活動
- 軟口蓋の挙上運動があるか
- VOT（voice onset time）はどれほどか
- 単音(節)の表出
  ・母音（V）：低舌位母音は参考程度にとどめ，中高舌位母音での評価
  ・閉鎖性子音節（CV）：すべての閉鎖性子音節を対象とする．
    子音部での閉鎖状態の破綻の有無
    後続母音部での閉鎖状態の破綻の有無
    子音部から後続母音部の間での閉鎖状態の破綻の有無
- 連続音節の表出
  ・非鼻音の連続表出：閉鎖状態の破綻の有無
  ・鼻音の混在した音節の連続：鼻音の前後での閉鎖状態の破綻の有無
- 一貫性：上記した所見が一貫して認められるか．認められない（SBNA）と判定した場合，その被験音節は語頭，語中，語尾でどのような閉鎖状態を示すか
- 嚥下動作：空（唾液）嚥下，粘性や量を変えた液体の嚥下

B. 最終的な閉鎖状態の観察によるパターン分類

閉鎖運動のパターン化については，閉鎖様運動が達成された最終的な閉鎖状態や運動結果を，X線や内視鏡などで視覚的に観察し，その所見に基づいて分類することが試みとして多く行われてきた．閉鎖運動のパターン化の動機は，開鼻声の定性的，主観的な聴覚印象による評価の再現性の低さにある．再現性（信頼性）の低い方法では，閉鎖不全の状態に応じた治療法の検討，訓練中の治療効果の評価，治療成績の評価，さらには異なる施設間の成績の比較検討が困難なためであり，閉鎖運動をパターン化することで，定量的客観的に再現性をもって評価できると考えられた．しかしながら，パターン化したいずれの分類も，長く共通して広く使われることはなかった．その理由は，以下の問題が解決されていないためである．

①単独の方法では口蓋帆・咽頭閉鎖機能の全容を表現できない．
用いられた分析機器が有する固有の問題の影響を受ける（6章参照）．X線

では影絵を見ていることや等尺性運動は確認できないこと，内視鏡では最大閉鎖した部分より下にある部位は見えないこと，内視鏡像は辺縁収差が大きく，また被写界深度が深いために遠方のものも近くに見えることである．

②提示されたパターンでは，どのタイミングでの閉鎖状態を表現しているのかがわからない．

閉鎖不全があっても，訓練によって代償性異常構音習癖が改善されるにつれて閉鎖運動の時系列的パターンは正常化する．しかしながら，最大運動時での閉鎖不全状態の評価だけでは，この訓練過程における効果は表現できない．

③なぜ，そのパターンになるかの解剖学的，生理学的裏づけが弱い．

以上の理由によって，最終的な閉鎖状態をパターン化した表現は，それを開発したグループ内では共通した理解を得られるものの，複数多施設で共通して用いられるまでには至っていない．これらの問題を踏まえたうえで，これまでに報告されたパターンについて述べる．これらのパターンについての過去の報告に基づいて，Golding-Kushnerら[26]は，X線ビデオと内視鏡の所見を報告するうえでのワーキンググループを構成して，側面観と正面観についてはX線ビデオ所見，平面観については内視鏡所見について，安静時を0，最大運動時を1とするような相対的評価の共通基準を提案している．

1 側面観・正面観

1) 軟口蓋と咽頭後壁との関係

McWilliamsとBradleyによって示された側面X線所見に基づいている[27]．多くの研究者がこの方法を用いており，検者間相関は0.80〜0.96と高い（図5-6）．

2) 軟口蓋と咽頭側壁

LewisとPashayan[28]は，正面X線映画によって咽頭側壁の正中方向への運動のグレードを示している（図5-7）．

2 水平面観

Skolnickら[29]は，内視鏡上で，軟口蓋と咽頭側壁の閉鎖運動に寄与する程度に基づいて，冠状coronalパターン（軟口蓋運動が主で，わずかの咽頭側壁，咽頭後壁運動），輪状circularパターン（軟口蓋と咽頭側壁の寄与の程度が同程度），矢状sagittalパターン（咽頭側壁運動が主で，軟口蓋の寄与は小さい）を提案している（図5-8）[30]．

山岡らは最終的な閉鎖状態の分類として，作業と関連づけて報告している．作業として，母音発音，子音発音，blowing動作，嚥下運動を挙げ，それぞれの作業時の内視鏡所見上での開放，閉鎖の所見に基づいて，山岡の分類[31]を提案している（表5-2）．

第5章 口蓋帆・咽頭閉鎖不全症（鼻咽腔閉鎖不全症）

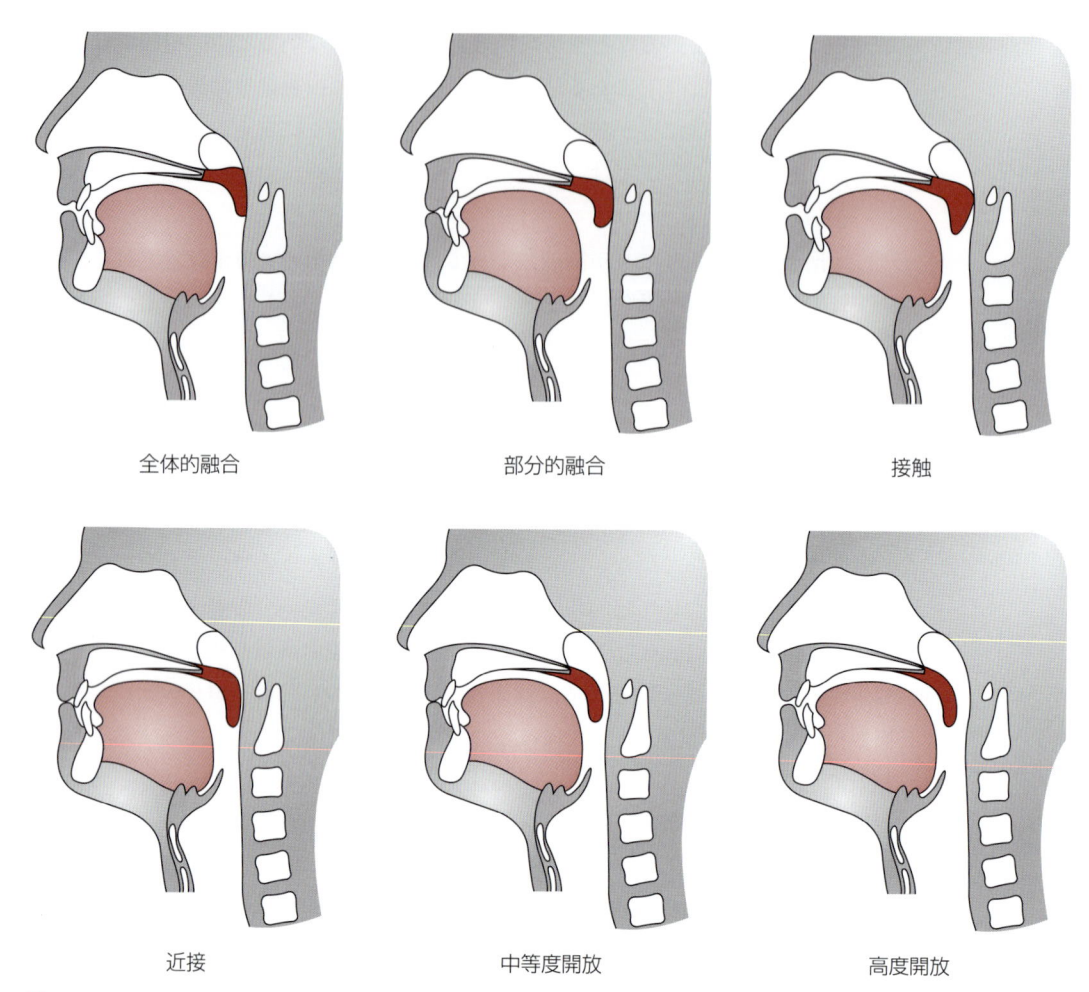

全体的融合　　　　　　部分的融合　　　　　　接触

近接　　　　　　　　中等度開放　　　　　　高度開放

■ 図5-6　McWilliamsとBradleyによる閉鎖状態の分類（文献27より）

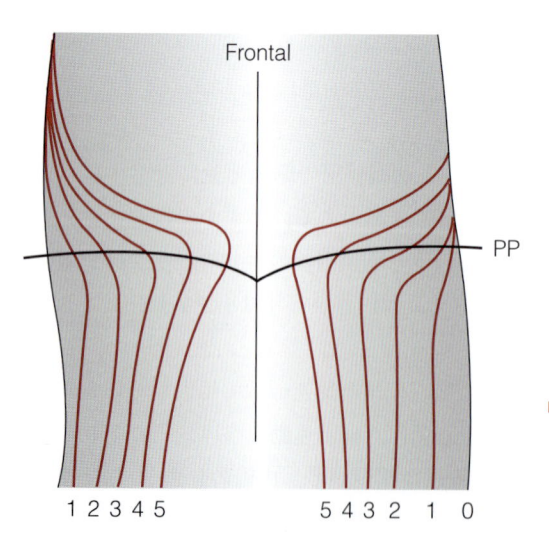

■ 図5-7　LewisとPashayanによる咽頭側壁の運動のrating（文献28より）
　正面像での咽頭側壁の正中方向への運動のトレース．PP：口蓋平面．

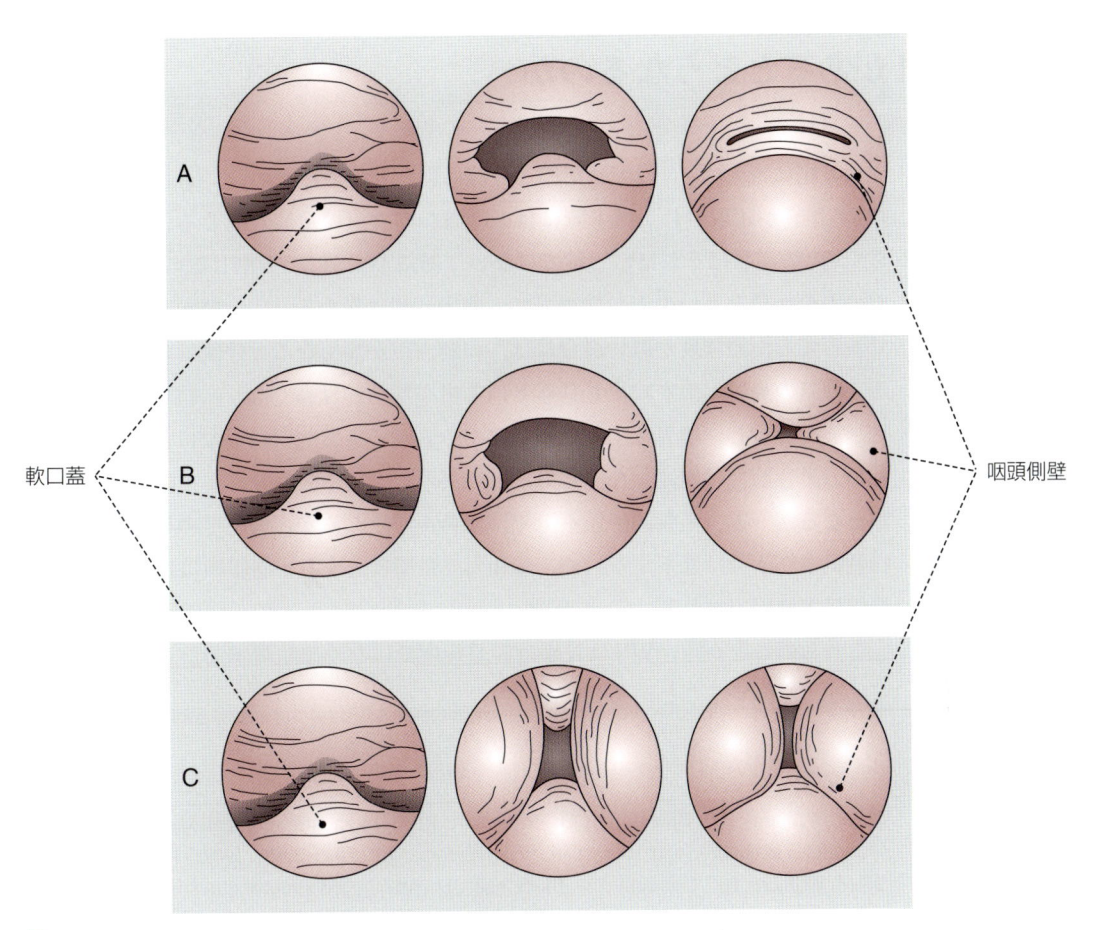

■ 図5-8 Skolnickらの分類をイラストで表現したもの（文献30より）
A：冠状coronalパターン，B：輪状circularパターン，C：矢状sagittalパターン．

軟口蓋

咽頭側壁

表5-2 山岡の分類

	母音	子音	blowing	嚥下
0（正常）	○	○	○	○
Ia	△	○	○	○
Ib	×	○	○	○
Ic	×	△	○	○
II	×	×	○	○
III	×	△	×	○
IV	×	×	×	○
V	×	×	×	×

○：完全閉鎖，△：一貫した閉鎖が認められない，×：常時閉鎖が認められない．

3　VPIがあるとどうなるのか

　大雑把に言えば，VPIでは口腔と鼻腔は結合しているために，speechでは開鼻声/鼻雑音が聴取され，嚥下時には上咽頭への食渣の逆流が生じる．しかしながら，VPIの症状はそれほど単純ではない．閉鎖不全が「いつ生じるのか」「どれほどの不全面積をもつのか」によって，臨床症状は異なる．完全閉鎖している状態であっても閉鎖強度が低い場合には，口腔内圧が高くなると呼気は鼻腔に漏出する．呼気の鼻腔漏出が検出されると口蓋帆挙筋活動は高くなり，結果として口蓋帆挙筋は疲労し，境界線上の閉鎖状態から著しい実質的閉鎖不全に変わる．そのため，単音節では問題がなくとも，長い文章の音読や会話レベルでは著明な開鼻声となる．一方，実質的閉鎖不全では開鼻声が生じるが，強圧でのblowing時の口蓋帆挙筋活動は低下するため，未介入で長期経過すると筋組織は変化して[18,19]機能障害は固定される．

　これらのことから，VPIは見かけの重症度ではなく，生理学的な重症度によって早期に対応することが必要である．

■■ 文献

1) McWilliams BJ, Bluestone CD, Musgrave RH：Diagnostic implications of vocal cord nodules in children with cleft palate. *Laryngoscope*, **79**：2072-2080, 1969.
2) McWilliams BJ, Lavorato AS, Bluestone CD：Vocal cord abnormalities in children with velopharyngeal valving problems. *Laryngoscope*, **83**：1745-1753, 1973.
3) 山岡 稔：内視鏡による口蓋裂患者の鼻咽腔閉鎖運動に関する研究．日口腔外会誌，**19**：29-43, 1973.
4) Mourino AP, Weinberg B：Cephalometric study of velar stretch in 8 and 10-year old children. *Cleft Palate J*, **12**：417-435, 1975.
5) Simpson RK, Austin AA：A cephalometric investigation of velar stretch. *Cleft Palate J*, **9**：341-351, 1972.
6) Simpson RK, Colton J：A cephalometric study of velar stretch in adolescent subjects. *Cleft Palate J*, **17**：40-47, 1980.
7) Tachimura T, Hara H, Koh H, Wada T：Effect of temporary closure of oronasal fistula on levator veli palatini muscle activity. *Cleft Palate-Craniofac J*, **34**(6)：505-511, 1997.
8) Tachimura T, Nohara K, Satoh K, Wada T：Evaluation of fatigability of the levator veli palatini muscle during continuous blowing using power spectra analysis. *Cleft Palate-Craniofac J*, **41**(3)：320-326, 2004
9) Jordan LS：Motor speech disorders. In: Diagnosis in Speech-Language Pathology (Tomblin JB, Morris HL, Sprieasterbach DH, ed.), Singular Publishing Group Inc., SanDiego, p.202-204, 1994.
10) 舘村 卓, 藤田義典, 米田真弓, 和田 健：脳血管障害・頭部外傷による運動障害性構音障害における鼻咽腔閉鎖機能－口蓋帆挙筋の筋電図による検討－．音声言語医学，**41**(1)：8-16, 2000.
11) 舘村 卓, 野原幹司, 藤田義典, 杉山千尋, 和田 健：運動障害性構音障害例におけるパラタルリフト装着の鼻咽腔閉鎖機能に対する影響－口蓋帆挙筋活動の変化を指標にして－．音声言語医学，**44**(4)：274-282, 2003.
12) Kuehn DP, Folkins JW, Linville RN：An electromyographic study of the musculus uvulae.

Cleft Palate J, **25**(4): 348-355, 1988.
13) Fujita S, Conway W, Zorick F, et al.: Surgical correction of anatomic abnormalities in obstructive sleep apnea syndrome: Uvulopalatopharyngoplasty. *Otolaryngol Head Neck Surg*, **89**: 923-934, 1981.
14) Goh YH, Mark I, Fee WE Jr: Quality of life 17 to 20 years after uvulopalatopharyngoplasty. *Laryngoscope*, **117**: 503-506, 2007.
15) Moon JB, Smith AE, Folkins JW, et al.: Coordination of velopharyngeal muscle activity during positioning of the soft palate. *Cleft Palate-Craniofac J*, **31**: 45-55, 1994.
16) Kuehn DP, Moon JB: Induced fatigue effects on velopharyngeal closure force. *J Speech Language Hear Res*, **43**(2): 486-500, 2000
17) Sander EK: "When are speech sounds learned?" *J Speech Hear Disord*, **37**: 54-63, 1972.
18) 滝沢知由, 高田 訓, 金 秀樹, 他: 口蓋帆挙筋の組織化学的検索. 日口蓋誌(抄), **23**: 183, 1998.
19) 高田 訓, 舘村 卓, 大野朝也, 他: 鼻咽腔閉鎖機能と口蓋帆挙筋の組織化学的所見との検討. 日口蓋誌, **24**(1): 61-69, 1999.
20) 舘村 卓, 和田 健: 口蓋粘膜弁とフィブリン接着剤を適用した咽頭弁移植術. 日口蓋誌, **14**(3): 391-401, 1989.
21) Kuehn DP, Moon JB: Levator veli palatine muscle activity in relation to intraoral air pressure variation in cleft palate subjects. *Cleft Palate-Craniofac J*, **32**: 376-381, 1995.
22) Tachimura T, Nohara K, Fujita Y, et al.: Change in levator veli palatini muscle activity for patients with cleft palate in association with placement of a speech-aid prosthesis. *Cleft Palate-Craniofac J*, **39**: 503-508, 2002.
23) Tachimura T, Nohara K, Fujita Y, et al.: Effect of a speech prosthesis on electromyographic activity levels of the levator veli palatini muscle activity during syllable repetition. *Arch Phys Med Rehabil*, **83**(10): 1450-1454, 2002.
24) 佐々生康宏, 舘村 卓, 野原幹司, 他: 口蓋帆挙筋の疲労を指標とした鼻咽腔閉鎖機能の評価の有用性. 第50回日本音声言語医学会総会学術講演会(抄録), p.58, 2005.
25) Shelton R: The nature of the velopharyngeal mechanism. In: Cleft Palate Speech, 2nd Ed. (McWilliams BJ, Morris HL, Shelton R, ed.), BC Decker, p.227-228, 1990.
26) Golding-Kushner KJ, Argamaso RV, Cotton RT, et al.: Standardization for the reporting of nasopharyngoscopy and multiview videofluoroscopy; a report from an international working group. *Cleft Palate J*, **27**: 337-347, 1990.
27) McWilliams BJ, Bradley DP: Ratings of velopharyngeal closure during blowing and speech. *Cleft Palate J*, **2**: 46-55, 1965.
28) Lewis MB, Pashayan HM: The effects of pharyngeal flap surgery on lateral pharyngeal motion: a videoradiographic evaluation. *Cleft Palate J*, **17**: 301-304, 1980.
29) Skolnick ML: Velopharyngeal function in cleft palate. *Clin Plast Surg*, **2**(2): 285-297, 1975.
30) Witzel MA, Posnick JC: Patterns and location of velopharyngeal valving problems: atypical findings on video nasopharyngoscopy. *Cleft Palate J*, **26**: 63-67, 1989.
31) 山岡 稔: 内視鏡による口蓋裂患者の鼻咽腔運動に関する研究. 日口腔外会誌, **19**: 29-43, 1973.

第6章 口蓋帆・咽頭閉鎖機能の評価法

1 評価にあたっての共通する注意

　VPF（口蓋帆・咽頭閉鎖機能）の評価法とは，VPFの研究法にほかならない．すなわち，これまでのVPFの研究に用いられていない方法は，たとえ臨床現場で広く使われていても信頼性は劣る．VPFの研究に用いられてきた方法と一般的に広く使われている方法を表6-1に列挙する．

　どのような疾患や障害であっても単一の方法で評価するのは誤診の危険性があり，効果の低い治療・訓練法を選択する可能性がある．したがって個々の評価法の短所を補うために異なる複数の評価法を同時に行うことが必要である．理想的な評価法があるとした場合に具備すべき条件を以下に示し，各評価方法がこれらの条件を満たしているかについて表6-2に示した．単一の評価法で，これらすべての要件を満たすものはない．

①非侵襲的である．
②speech，嚥下，blowingのいずれでも評価できるように，被験作業に制限がない．

表6-1　代表的なVPF評価法

1	口腔内視診
2	聴覚的判定
3	鼻息鏡（吹き戻しによるblowing検査）
4	側方頭部X線規格写真
5	X線的方法　●X線映画・ビデオ　●断層撮影
6	内視鏡
7	ナゾメーター
8	筋電図
9	空気力学的方法
10	音響音声分析
11	その他　●超音波　●光量計測装置　●acoustic rhinometry

③入手が困難な特殊な器具や装置を必要としない.
④日常生活場面で示される機能の評価が可能.
⑤検査時が異なっていても評価できる.
⑥客観的,定量的に評価が可能.
⑦一つの被験作業の開始から終了までの閉鎖状態の時系列的評価が可能.
⑧検者の経験の多寡が結果の解釈に影響しない.
⑨閉鎖部位を立体的,定量的に知ることができる.
⑩周辺器官との関係を評価できる.
⑪等尺性運動(すなわち閉鎖強度)を評価できる.

表6-2 各評価法の要件の充足程度

	口腔内視診	聴覚的判定	鼻息鏡+吹き戻し	X線 規格写真 側方頭部X線	X線 X線映画・ビデオ	X線 断層撮影	内視鏡検査	ナゾメーター	筋電図	空気力学的方法	音響音声分析	その他 超音波	その他 光量計測装置	その他 acoustic rhinometry
非侵襲的である	◎	◎	◎	△	×	×	○	◎	×	◎	◎	◎	○	◎
被験作業を選ばない	×	◎	×	×	◎	×	○	×	◎	×	speechについては◎	◎	○	◎
特殊な器具や装置を必要としない	◎	◎	◎	×	×	×	×	△	×	×	×	×	×	×
日常生活での機能評価が可能	×	speechについては◎	speechについては○	×	×	×	○	speechについては○	×	×	◎	△	×	×
検査時が異なっていても再現性がある	×	△	×	○	×	×	×	○	×	×	×	△	△	△
客観的,定量的評価が可能	×	×	×	○	○	○	△	◎	◎	◎	◎	◎	○	◎
一作業の閉鎖状態の時系列的評価が可能	×	×	×	×	◎	×	◎	◎	◎	△	△	△	○	×
経験の多寡による影響がない	○	×	○	△	△	△	×	◎	×	◎	◎	△	○	△
閉鎖部位の確認が可能	×	×	×	閉鎖位置のレベルについては◎	閉鎖位置のレベルについては◎	◎	△	擬似的には○	×	×	×	○	×	×
周辺器官との関係の評価ができる	○	×	×	○	◎	○	○	△	×	×	×	△	×	×
等尺性運動が評価できる	×	×	×	×	×	×	×	×	◎	×	×	×	×	×

◎:状況によらず十分満たす.
○:状況によっては満たさないこともあるが,おおむね問題ない.
△:満たすための条件が厳しいため,満たさないことが多い.
×:状況によらず満たさない.

2 評価法

A 口腔内視診 (oral examination)

　通常［a］発音時の軟口蓋運動を観察する．舌圧子で舌を圧下すると，口蓋舌筋を下方に牽引するために軟口蓋の挙上が抑制されることがある．軟口蓋運動に影響する可能性のある口腔構造の異常，軟口蓋挙上時の左右対称性，挙上程度を確認する．

長所
- 特別の器具や場所を使用しない．
- VPFに影響する可能性のある口腔咽頭器官の問題を肉眼で確認できる．
- 患者に不安や負担を与えない．

短所
- 開口状態を強いるため，被験作業は/a/の持続発声に限られ，会話レベルでの閉鎖状態についての情報は得られない．また，健常者でも母音単独で表出した際には約30％が閉鎖不全となることや，低舌位母音では高舌位母音よりも軟口蓋の挙上量が小さいことを示したMollのX線ビデオ画像所見[1]から，低舌位母音である/a/単音での軟口蓋の挙上量では閉鎖機能を知ることは難しい．
- 軟口蓋が長い場合には，口蓋垂と咽頭後壁の間の距離からVPI（口蓋帆・咽頭閉鎖不全）と診断してしまうことがある（図6-1）．すなわち，（口蓋帆）挙筋隆起と咽頭後壁の接触部位は，口腔内視診では見ることは不可能である．

臨床でのポイント
- 器質欠損や軟口蓋運動を抑制するような瘢痕の位置，咬合や歯列などの構音運動に影響する可能性のある器質変化について肉眼的に確認することができる．
- 内視鏡検査やX線検査の所見を解釈するうえで参考となる．

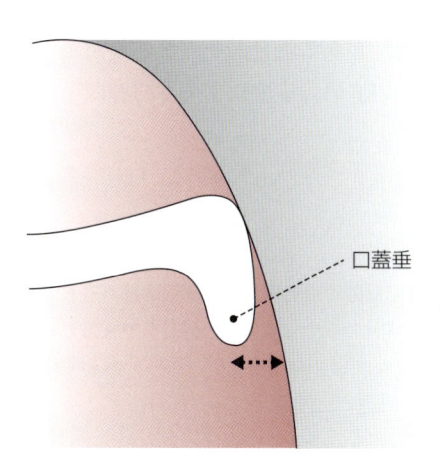

図6-1　口腔内視診で誤りやすい閉鎖
　長い軟口蓋である場合，口蓋帆挙筋隆起と咽頭後壁が軟口蓋の上部で接触閉鎖していても，咽頭後壁と口蓋垂の間に空間（点線）が生じて閉鎖不全とみなしやすい．

B 聴覚的判定（auditory impression）

経験のある音声言語病理学の専門職が実際の会話中に自身の聴覚によって評価する場合と，録音したものを再生して非専門職の聴覚印象によって判定する場合（語音明瞭度，発話明瞭度）がある．特定の検査用単語や文章を用いる場合もある．cul-de-sac 共鳴，開鼻声の程度によって VPI の重症度を評価する．

長所
- 特別の器具や場所を必要としない．
- 被験作業は関連学会の推奨するものがあるが，特定の概念をもって（非鼻音で構成される文章など）自作したものでも問題ない．
- 患者に不安や負担を与えずに日常生活レベルで評価ができる．
- ある一定以上の経験年数がある専門職の場合には，母国語や方言の影響を受けることなく評価結果は一致するとされている[2]．

短所
- anchoring effect，sequencing effect による影響を受ける[3]．anchoring effect とは，聴覚評価の場合「評価基準」が変化することにより対象者の speech の変化が客観的に評価されない効果のことである．sequencing effect とは，検査対象音が前後の音韻による影響を受けることで正しく評価されないことをいう．
- 聴覚による判定を，録音・録画媒体を用いて行った場合の評価は客観性に劣ることが報告されている[4]．さらに，同じ音声を繰り返し聴取して評価した場合には評価結果が変動することや，あらかじめ「異常がある」という観念を有している場合には評価結果が異なることが報告されている[5]．また，映像信号を含む記録媒体に録音された音声信号により評価する場合，聴覚的評価の結果が視覚情報に影響される可能性がある（McGurk 効果[6,7]）．
- 固有鼻腔の閉塞や狭窄（たとえば鼻中隔彎曲症）などによって著しく閉鼻した状態の場合，VPI であると cul-de-sac 共鳴（袋小路共鳴，閉鼻声）となるが，軽度不全では閉鎖不全の症状が遮蔽され，障害の程度が軽度であるとの判定になる．
- VPI 以外にも口腔鼻腔を coupling する部位（上顎欠損，口蓋残遺孔，口腔に向かって開放している上顎洞）がある場合，その部位を閉鎖するか否かで口腔内圧の上昇の程度が異なる．VPF の重症度によって口腔内圧の影響が異なるため

Memo 6-1　McGurk 効果

ある音韻を発話している際の映像に別の時点で採取した音韻の音声を重ね，その記録画像と音声信号を同時に視聴すると，動画録画の際の音韻でも別の時点で採取した音韻でもない第三の音韻として知覚される現象．「ガ（ga）」表出時の映像に，その人の「バ（ba）」の音声を組み合わせて視聴すると「ダ（da）」に聞こえる．

表6-3 口腔鼻腔couplingの程度によるVPF評価の影響

VPIの重症度	couplingの程度 小さい 開放	couplingの程度 小さい 閉塞	couplingの程度 大きい 開放	couplingの程度 大きい 閉塞
軽度	構音点に近い部位にcouplingする部位が存在するとその部位で鼻雑音が生じるため，VPFが評価できない．	口腔内圧が上昇するため後方で鼻雑音が生じる．前方からの漏出か否かの判断が難しい．	開鼻声として聴取する（VPIが重度と判定される）	口腔内圧が上昇するため後方で鼻雑音が生じる．前方からの漏出か否かの判断が難しい．
重度	開鼻声（couplingの開放閉塞の影響がない）	開鼻声（couplingの開放閉塞の影響がない）	開鼻声（VPIとcouplingのいずれが原因かわからない）	開鼻声（VPIによる）

（3章参照）評価結果は影響を受ける（表6-3）．

臨床でのポイント

- 経験豊富な音声言語障害の専門職による聴覚判定は正確であるといえるが，上記したリスクもある．そのため，評価する際の条件としては，①直接対面する，②同時に複数人を評価しない（前後の被験者によるsequenceの影響を防ぐ），③障害があるか否か（normal/abnormal）の判定にとどめるということが再現性を高くする条件といえる．
- 指示に従えるか否かにかかわらず適用できるが，長期間，頻回に同じ検査用文章を用いた場合には，その検査文だけの表出時だけ良好な評価結果になり，日常会話レベルでの明瞭度とは乖離することがある．half mirrorを有する部屋やマイクとカメラの設備を用いて自由会話の状態を別室からモニターすることが理想的である．
- VPI以外にも口腔鼻腔couplingする部位がある場合には，暫間的であっても閉鎖することで評価する．

c. simple mirror testとblowing作業（鼻息鏡と吹き戻し検査）

発音時やblowing時に鼻孔の下に鏡（鼻息鏡）（図6-2）を当てて，鏡面の曇りの程度により判定する．音声言語医学会では，blowing時の評価のために「吹き戻し（巻き取り，巻き笛，蛇笛とも呼ぶ）」（図6-3）を使うことを勧めている．軟口蓋による口腔鼻腔分離の状態は，頭部の角度によって変化する[8,9]ため，眼耳平面が床と平行になる姿勢で吹かせる．blowing作業中のnasal grimace（図6-4）の有無によっても判定する．

長所

- 非侵襲的であり，simple mirrorは会話中でも使用が可能である．
- 用いる鼻息鏡は特殊なものである必要性はない．
- 経験の多寡に影響を受けない．

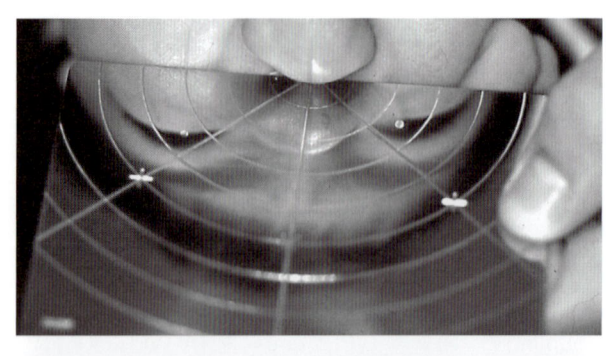

第 6 章　口蓋帆・咽頭閉鎖機能の評価法

■ 図6-2　simple mirror 鼻息鏡
　同心円状に線が振られているが，生理学的には客観的な意味はない．金属の板や歯科のデンタルミラーでも代用できる．

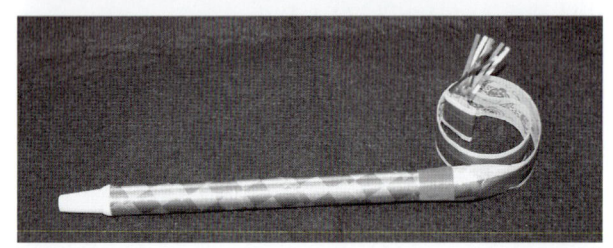

■ 図6-3　吹き戻し（巻き取り，巻き笛，蛇笛）
　製品の規格はない．写真には著者らの使用するものを示しているが，玩具であるがゆえに，長いもの，短いものなど多種多様な製品がある．参考：http : //www.fukimodosi.org/

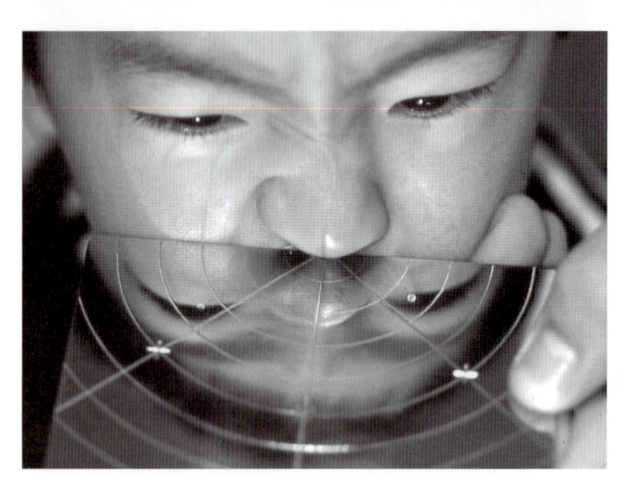

■ 図6-4　鼻渋面（nasal grimace）
　VPIがある状態で吹き戻しを吹くと，閉鎖不全を代償するようにしかめっ面になる．

> 短所

- 市販されている鼻息鏡には目盛りとなる円弧や直線が記入されているが，以下に述べる理由で意味はない．
  ① VPIがあると口腔内圧に応じて漏れる呼気流量は変化する．
  ② 外気温と体温に左右される．
  ③ 作業として吹き戻しによるblowingを用いた場合には考察が必要である．blowing作業に用いる吹き戻しの規格はなく，作りかたに基づいて多様な製品がある．吹き戻しの材料である紙筒やスプリングの機械特性に依存して伸展性は異なるため，吹き伸ばすための口腔内圧は相違する[10]．口腔内圧が変化するとVPIの重症度に応じて口蓋帆挙筋活動は多様に変化する[11-14]ため，口腔鼻腔の分離状態も変化する．したがって，吹き戻しとsimple mirrorによる評価は定量的というよりも定性的な評価ということになる．したがって

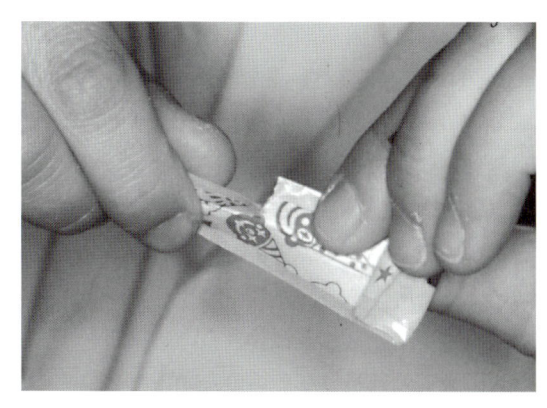

■図6-5　吹き戻しの先端を裂く図
　呼気を吹き込んで吹き口を舌で閉鎖することで見かけ上，吹き切れているようにする場合があるのを防ぐために先を裂いておく．

検出できるのは鼻漏出があるか否かだけである．また音声表出終了後の曇りには意味はない．

④吹き戻しを「しごく」と内部のばねの剛性が低下して，低い口腔内圧でも吹き切れることがある[10]．

⑤咽頭以外に口腔と鼻腔をcouplingする部位があると評価が難しくなる．すなわち，VPIの重症度とcouplingしている部位の大きさによって，VPFの重症度の評価が相違する（前出表6-3）．

　臨床でのポイント
- couplingしている部位がある場合には暫間的であっても閉鎖したうえで評価する．
- 小さな鏡（たとえば歯科用のデンタルミラーなど）で実用上の要求を満たすので，専用の鼻息鏡を用いる必要はない．
- 鼻息鏡での判定は曇るか否かにとどめる．検査時には毎回特定の温度の水の中に浸しておく．
- 吹き戻しを「しごいた」場合は，低い口腔内圧で吹き切ることができるため，その旨を記録する．
- 小児の中には，吹き戻しに呼気を吹き込んだ後に舌で吹き口を閉鎖し，あたかも吹ききっているかのような所見を示す場合があるので注意がいる．それを避けるために吹き戻しの先端を裂き（図6-5），呼気が漏出するようにしておけば，呼気は排気される．

D... X線検査（radiography）

初期のVPF調節に関する研究の多くは，口蓋裂患者と健常者を対象にspeechの際の軟口蓋〜咽頭の運動をX線を用いて検討していた．X線映画による口蓋裂言語の研究は1950年代からすでに行われているが，当時のX線映画での時間当たりのフレーム数は少なかったため，軟口蓋は「挙上位」と「安静位」の2運動位であるかのような観察結果になっていたが，その後の機器の進歩により単位時間

当たりのフレーム数は増加し，精度が向上した．X線的方法は二次元平面であるフィルムに被写体の影を写すことで対象の三次元運動を推定しようとするものであるため，初期には撮影法を種々に組み合わせて三次元座標上のデータとして検討した研究が多くみられた．Skolnickら[15]は，矢状面投影と正面投影に加えて，軟口蓋が咽頭腔を占める程度を評価しようとして基底面投影をスフィンクスのような姿勢を被験者にとらせることによって撮影している．Stringerら[16,17]は，背臥位でX線撮影台に横たわり，Water's法を用いて頸部伸展位で撮影することを示している．これらの方法では，頭位[8,9]や姿勢の相違に伴う重力方向と挙上方向とが変化し，それによるVPFへの影響[18]は無視されているため，直立位での所見と異なる可能性がある．

　X線装置自体は，病院には通常設置され日常臨床に用いられるため，撮影法の規格化，用いるタスクの共通化によって異なる医療機関の間での情報を比較することができる．そのような試みとして，McWilliamsらが，軟口蓋と咽頭後壁との密着度に応じた分類[19]を示し，Lewisら[20]は，正面像を用いて安静時から最大偏位までの咽頭側壁の内方運動の量に基づいてグレードをつけている．

長所

- X線規格写真（セファログラム）を用いる場合のear rodの装着を除いて患者には特別な器具の装着や身体的負担はないため，比較的低年齢からも用いることができる．
- 規格写真にすることで，軟口蓋以外の構造との関係を定量的に知ることができる．すなわち，咽頭弁形成術前での咽頭弁の基部の高さの決定，スピーチエイドやPLPを用いた治療における装置の効果部（スピーチエイドであればバルブの位置，PLPであれば軟口蓋の挙上レベル）と口蓋帆・咽頭閉鎖機能との垂直的関係を知ることができる．
- 頭蓋顔面骨格，舌，上中下咽頭などについても定量的に評価できるため，咽頭弁形成術施行にあたって，術後合併症の一つであるOSAS（閉塞性睡眠時無呼

Memo 6-2　セファログラムでOSASを予測する方法

前後的な咽頭の狭窄によって閉塞性睡眠時無呼吸症（OSAS）が発生するリスクについては，側方頭部X線規格写真によって予測できる．Rileyら[21]はOSASの改善に用いられるPPP（palatopharyngoplasty）が奏効した例と失敗した例での顎顔面構造の相違について検討している．その報告によると，無効であった例では，MP-H（mandibular plane to hyoid bone：下顎下縁平面から舌骨中央隆線先端までの距離）が20 mm以上，PAS（posterior airway space：舌輪郭線の最遠心点から咽頭後壁までの距離）が10 mm以下であった．またBorowieckiら[22]は，∠Go-Me-H（下顎角点-頤点-舌骨点によって構成される角度）が20～25度以上であるとOSASリスクが高まるとしている（図6-7参照）．

吸症）の発症リスクを術前に評価できる．
- 定量的評価が可能なため，成長に伴うVPFに関わる器官（アデノイドなど）の変化や顎発育との関係で評価できる．

[短所]
- X線所見は影絵であるため，分析対象にしたいフィールドと管球の間に放射線透過性の低い臓器が存在すると解像度は低下する．軟口蓋の左右外側には皮質骨で構成される下顎枝が存在するため，側方X線での軟口蓋運動の評価の精度は低くなる．
- いかなるX線的方法であっても被曝の問題がある．特に連続活動であるspeechの間の軟口蓋運動を見るためにX線ビデオを用いると，撮影時間が長くなり，被曝線量は多くなる．被曝の問題を軽減するために単音節を用いた場合には，境界線上でのVPI例に見られるような，単音節で完全閉鎖するがspeechでは開放するような場合は評価できない．
- シャッターを切るタイミングと音節を表出するタイミングを同期させることが難しいため，一般的には母音の連続発声時にシャッターを切ることになり日常会話レベルでのVPFを評価できない．

1 側方頭部X線規格写真（cephalogram）

著者らの方法を示す．X線装置は矯正歯科用の頭位固定装置（cephalostat）付きのX線規格写真装置を用いる（図6-6）．taskとしては，安静鼻呼吸，吹き戻しを用いたblowing作業，母音の持続発声（健常者でも単独での低舌位母音の発声では約30％において開放するために[1]，理想的には/i/や/ɯ/が望ましい）を用いる．規格写真を経時的評価に用いる場合，頭位により軟口蓋と咽頭との関係が変化するため[8,9]，正面を見るように指示する．撮影室の椅子の正面の壁などにマークを付け，それを見るように指示するとよい．

分析にあたっては，口蓋平面，咽頭後壁，環椎，軟口蓋先端，舌骨，舌輪郭線，下顎角，頤，蝶顎裂，前鼻棘，後鼻棘，下顎下縁平面などを印記する（図6-7）．咽頭弁形成術前には咽頭後壁と口蓋平面との交点と環椎前結節前縁との間の距離を計測し，手術時に参考にする．口蓋裂では口唇形成術の際に前鼻棘から口唇の筋を外し，口蓋形成術時には後鼻棘から口蓋腱膜を剥離するため，その後に骨が添加して，健常者のようにANS-PNSを結んで口蓋平面とはできない．PLPによる軟口蓋挙上量を知るためには，PLPの効果部の表面に造影剤の粉末を散布して撮影する．

[長所]
- 撮影法自体が規格化されており，基準点（通常"S"点）や基準平面（SN平面）を重ねることで，経時的な頭蓋顔面骨格と軟組織構造の位置変化，咽頭の投影面積の変化が得られる．国際的にほぼ共通化されている顎発育を知るための計測点に加えて，分析対象となる計測点（たとえば口蓋垂先端点，口蓋平面と咽

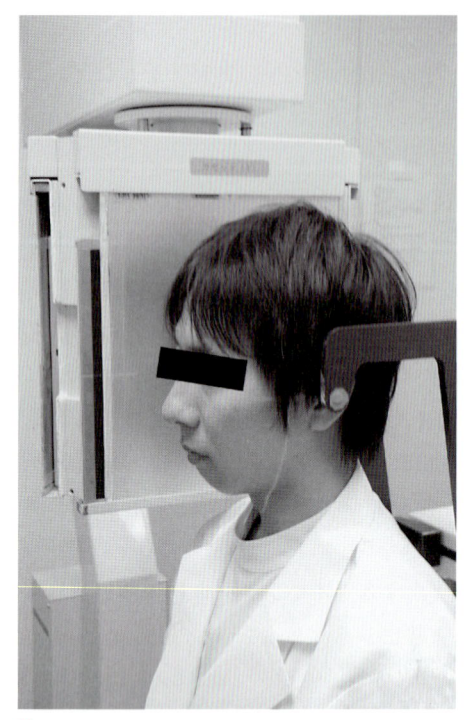

第6章 口蓋帆・咽頭閉鎖機能の評価法

図6-6 cephalostat
左右の外耳道に頭位を固定し，X線束の中心が外耳道を通ることで，実測することが可能になる．

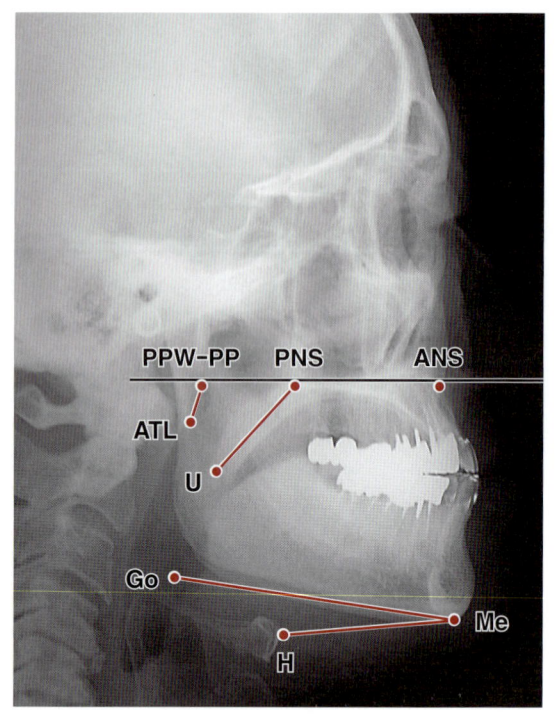

図6-7 セファログラム分析点
閉鎖平面の確認，軟口蓋長が口腔鼻腔分離するために必要な組織量を有しているかの確認，外科的処置の場合にOSASを惹起しないかの確認のための計測点．
　ANS：前鼻棘，PNS：後鼻棘，PP：口蓋平面，PPW-PP：咽頭後壁（PPW）と口蓋平面（PP）の交点，ATL：環椎前結節，U：口蓋垂先端，Go：下顎隅角点，Me：頤点，H：舌骨前縁点．
　計測する距離：U-PNS，(PPW-PP)-ATL
　計測する角度：∠Go-Me-H

頭後壁の交点など）を独自に規定することで任意の対象の変化を捉えることができる．
- 頭蓋顔面骨格に付属する器官（椎骨など）における先天異常も発見できる．

短所

X線による評価法に共通する問題以外に以下のことがある．
- 規格撮影のためのcephalostat（頭部固定装置）が必要である．
- X線撮影者が，speechやVPFに関しての不十分な知識しかもたない場合，シャッターを切るタイミングや被験者への指示が適切に行われず，再現性が低下する．
- 外耳奇形などがあってcephalostatが使用できない場合，経時的な比較が困難な場合がある．
- 正面撮影では上顎骨や口蓋骨などの硬組織が重畳するために得られる情報は少なく，咽頭側壁運動の評価は難しい．

> 臨床でのポイント
- 口腔装置（PLP，スピーチエイド）の効果部と関連器官との位置関係の数量的把握．
- 咽頭弁形成術前における理想的な弁基部の位置の確認．
- 機能の変化と頭蓋顔面の成長発育に伴う構造変化の影響の可能性の把握．
- 頭蓋顔面骨格に変異を生じる症候群の確定診断．

2 X線映画・ビデオ（cine- and videofluoroscopy）

1990年代までは盛んに行われたが，近年は被曝線量の問題もあり speech でのVPFについての研究には用いられていない．一方最近では，嚥下造影検査（VF）として用いられることが多くなっている．これは，米国ではSLP（speech language pathologist）の約85％が嚥下障害に関する専門職であることと関係があると思われる．

> 長所
- 側方X線であれば軟口蓋の挙上運動を時間軸に沿って評価できる．
- 規格化すれば側方頭部X線規格写真と同様に実測値を得ることができる．
- 正面方向であれば，咽頭側壁運動を捉えることが可能である．

> 短所
- 被曝線量が多いため頻繁に用いることができないうえ，被曝線量に比して得られる情報量は少ない．臨床では他の検査法の代わりにあえて用いるには，利得と被曝線量とのバランスを考える必要がある．
- 軟口蓋の運動を観察するうえでは，放射線透過性の低い皮質骨である下顎枝が軟口蓋と重なるために解像度は低い．

3 断層撮影（computed tomography）

従来の平面でセクションするタイプのスライスコンベンショナルスキャン，クラスタースキャンによる方法と，近年開発されたヘリカルCTによる方法がある．

> 長所
- 得られたデータが共通のDICOM方式で記録されるため，異なる医療機関の間でデータを共有比較できる．
- 中咽頭–軟口蓋–上咽頭の三次元構築ができる．
- 専用ソフトを用いると，PCのモニター画面上で立体構築したうえで，観察者の希望する方向からの画像情報を得ることができる．

> 短所
- 被曝線量のことを考慮すると得られる情報は少ない．
- 従来型の1スライスごとに撮影するタイプの場合，スライスとスライスの間の構造については検出できないことや，撮影のたびにベッドとコーンを動かすことから体軸を一定にしての撮影は難しい．最近はヘリカルCTによって短時間

で連続的に撮影できるようになっている．
- 運動中に撮影できないことから構音器官構造の分析研究の目的にとどまる．
- 脳底や下顎骨に囲まれた部分の軟組織はアーチファクトが生じやすい．

E　内視鏡検査（nasopharyngeal fiberscopy，endoscopy）

　内視鏡には，スコープ部が柔軟で屈曲しやすいかどうかで軟性鏡（flexible）と硬性鏡（rigid）に分かれ，挿入経路によって経口と経鼻がある．またレンズが内視鏡胴の外套のどこに設置してあるかによって側視型と直視型とがある（図6-8，6-9）．軟性鏡が開発される前には硬性鏡が用いられた時期もあるが，口腔内に硬い竿状の内視鏡（経口的硬性内視鏡）が留置されている状態では，嘔吐反射が生じやすいこと，開口によって通常とは異なる舌運動や軟口蓋運動などが生じることから，正常なspeechでの軟口蓋運動は観察できない．したがって，構音動作を可及的に妨げない内視鏡検査のためには，軟性のファイバースコープを経鼻的に挿入して行う．低侵襲で，口腔器官運動を抑制することなく評価できる．

　内視鏡は，本来，肉眼で観察できない部位での病変の存在や重症度を調べるために開発されたものであり，運動自体を定量的に観察するために開発されたものではない．すなわち，カメラ（対物レンズ）が，検査対象の管腔内のどの深さにあっても関心の対象である病変の「存在」を明示できれば，その病変の正確な形や大きさが不確実であっても内視鏡検査の目的を達成する．そのため，内視鏡のレンズに求められる特性は，①広角であること，②被写界深度が深いこと，③画像の解像度が高いことであり，病変の輪郭や面積の正確さ，関心対象までの実際の距離などの精度についての要求度は低い．

　内視鏡が体外から体内に進入するためには狭隘な経路を通る必要があり，そのためには可及的に細く軟らかいほうが好ましい．内視鏡の対物レンズが1枚のガラスを削りだして作成されていることは，鏡胴を細くできるうえ，被写界深度も

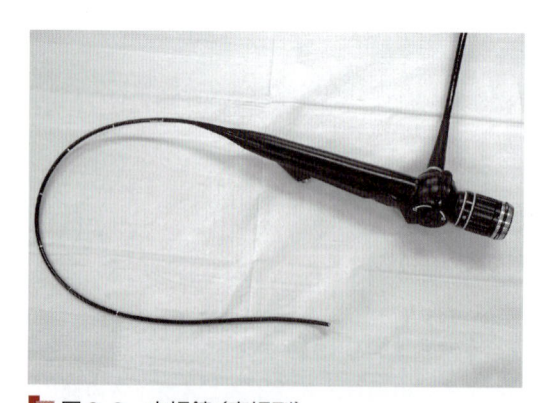

図6-8　内視鏡（直視型）
光が内視鏡のガイドから直接前方に出ることで，ガイドの前方のものを観察することが可能．

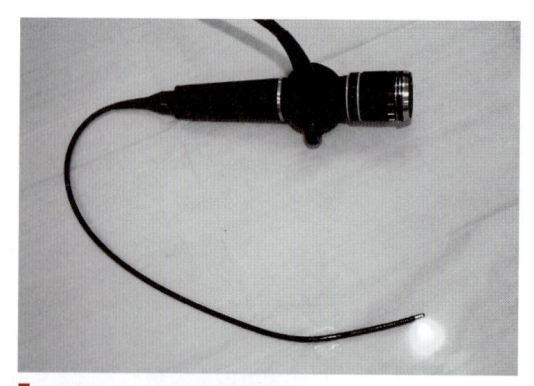

図6-9　内視鏡（側視型）
ガイドに直角に光が出ている．真上から覗き込むようにして観察できる．

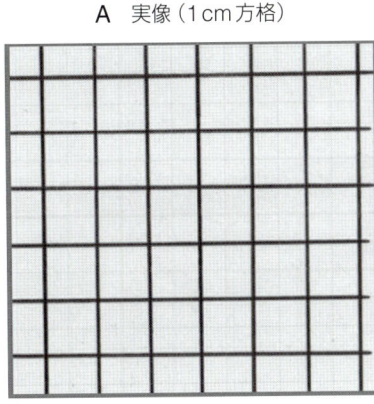

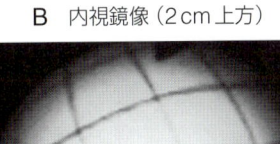

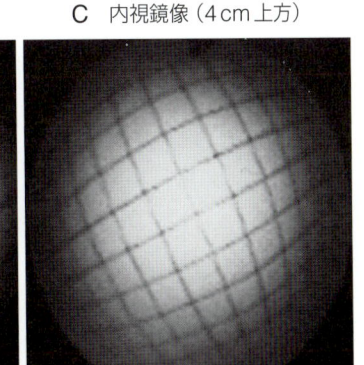

図6-10　内視鏡画像と実像
A：対象，B：対象の上方2cmからの像，C：対象の上方4cmからの像．
被写界深度が大きいため遠近感が低く，辺縁収差が大きいために正確な形状はわからない．

大きくなり合理的であるといえる．しかしながら，この特性がVPFを評価するうえで注意するべき重大なことの原因となっている．

長所

- 咽頭側壁，後壁，軟口蓋の運動を同時に観察できることで，どの閉鎖パターン（冠状，輪状，矢状）をとっているかを視覚的に知ることができ，これらのパターンの背景にある関連筋活動の関与の様相を知ることができる．それによって閉鎖不全の重症度を推察することができる．
- ビデオテープなどの録音記録をオシログラフに導出し，内視鏡動画像と組み合わせることで，軟口蓋運動の開始時から音声表出開始時までの時間（VOT）を計測することができる[23]．
- スピーチエイドやPLPなど，あるいは顎補綴物の適合状態を検討することが可能である．特にスピーチエイドやPLPでは，内視鏡を挿入した状態で，チェアサイドで装置の調整や作成が可能になる．

短所

- 基本的には等尺性運動しか評価できないうえ，関連する器官運動に随伴した受動的運動との相違は評価できない．
- 被写界深度が深いために内視鏡の長軸方向すなわち遠近方向にある対象物間の距離はわからず，また1枚レンズのために辺縁収差が著しく，得られた画像上での三次元的な位置関係や対象物の形態は実像とは異なる歪んだ像を結ぶ（図6-10）．内視鏡画像を画像補正せずに咽頭の面積や閉鎖不全部分の幅径や前後径を計測した論文が，speechだけでなく他の領域において見られる[24,25]が，これは誤りである．
- 鼻腔には易出血性のKieserbach部，海綿体の甲介があり，この部分を通過して内視鏡は留置されるため，鼻道が狭窄している場合には鼻出血する可能性がある．

第6章 口蓋帆・咽頭閉鎖機能の評価法

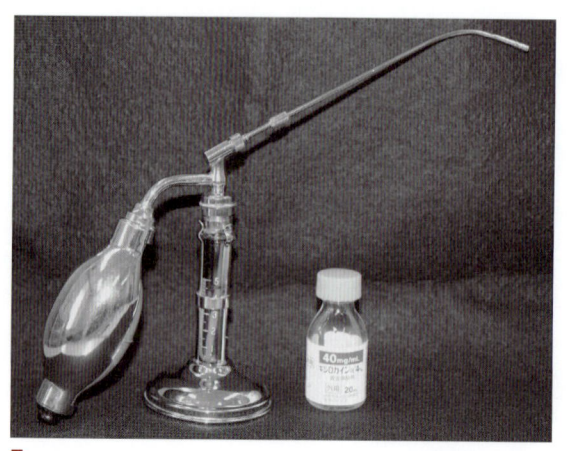

図6-11 鼻腔の麻酔用噴霧ボトルと麻酔剤（4％キシロカイン）

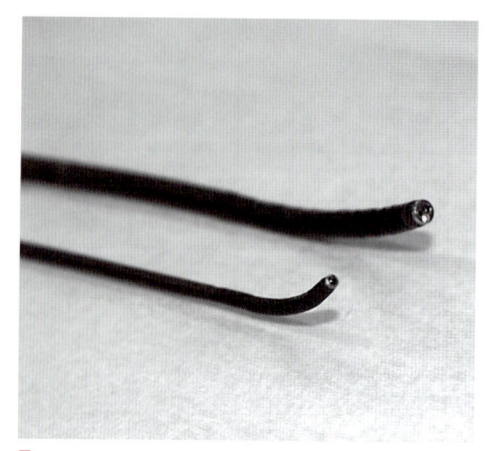

図6-12 細径内視鏡（下）
通常（上）の直視型に比べて著しく細い．

評価方法

　著者らの方法を示す．左右の鼻孔を片側ずつ検者の指で閉鎖し，患者に鼻から呼気を排出するように指示し，左右鼻腔の通気性を知り，通気性の高いほうの鼻孔を内視鏡経路とする．内視鏡挿入前に鼻腔内に麻酔を行う．麻酔は噴霧器を用いて4％キシロカインを鼻腔内に噴霧する（図6-11）．噴霧した後，軽く鼻で吸気することを指示する．強く吸気させたり，麻酔噴霧量が多いと後鼻孔から軟口蓋〜咽頭にかけて麻酔薬が流れ込み感覚麻痺を生じる．咽頭に流れ込んだ麻酔薬がVPFに影響するかは不明ではあるが，違和感とキシロカインの味により不快感は強くなる．

　噴霧1分程度後に内視鏡を挿入する．直視型では中鼻道に挿入する．鼻孔に先端をやや上方に向けた状態で挿入し，上鼻甲介が確認できたならば，その直下に見える中鼻甲介と下鼻甲介との間の中鼻道に挿入し，咽頭方向に進める．固有鼻腔を抜ける直前に甲介の膨大部があるため抵抗が高くなるが，そのまま挿入を続ける，膨大部での抵抗が硬く感じられた場合には，甲介骨を覆う粘膜が薄い可能性を疑い，出血リスクが高くなるため中止して抜去する．抜去後，レンズ面を除く鏡胴の表面にゼリータイプの表面麻酔剤を塗布して摺動性を高くして再度試行する．このようにしても困難な場合には細径の内視鏡（図6-12）か側視型（図6-9）を用いる．

　側視型は基本的には下鼻道を経由して留置する．鼻前庭の高まりを越えるため，あらかじめ下方にわずかに屈曲しておき，先端が下鼻道の吻部に入りやすくしておく．高まりを越えたことをモニターで確認した後，下鼻道に沿って進める．挿入中は下鼻道の鼻腔底しか見えないが，推し進める間に感じられる抵抗が消失した段階で，先端は鼻中隔や下鼻甲介の後端を越えている．その段階で先端部を上方に屈曲して，咽頭全体が視野に収まるように位置決めを行う．

　直視型，側視型のいずれを選択するかは，それぞれのタイプが得意とする視野

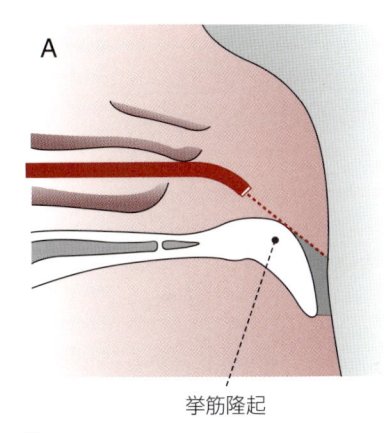

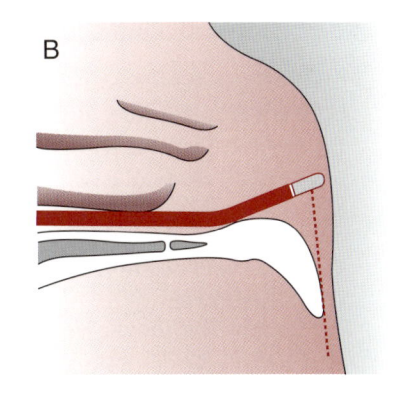

■ 図6-13 閉鎖状態が正常に近い場合の内視鏡検査での注意
　A：直視型，B：側視型．
　直視型では挙筋隆起によって検査対象の視野が制限される（網かけ部分が評価できない）ことがあり，正確な咽頭後壁と軟口蓋の接触状態が確認できないことがある．側視型を下鼻道に留置することで対物レンズを中咽頭の直上に位置させることができるため，正確に不全状態を検出できる．

挙筋隆起

によって判断する．口蓋帆・咽頭閉鎖機能が比較的良好である場合や実質欠損の少ない境界線上でのVPI例では，軟口蓋が挙上すると挙筋隆起が生じる．その結果，直視型内視鏡で中鼻道を経由して観察すると，挙筋隆起が軟口蓋と咽頭後壁での閉鎖レベルを隠してしまい，閉鎖状態が評価できない場合がある．したがって，このような場合には，側視型内視鏡によって不全部分の直上から観察することが望ましい（図6-13）．検査時には，マイクロホンによって動画と同時に音声を録音する．

（被験作業）

　VPFは，contextに依存した閉鎖様相を呈する．VPIでは，これらの正常な閉鎖特性が失われるため，短音節や単一作業だけでなく，context依存性の閉鎖不全を誘発できるような検査バッテリーを作成する必要がある．表6-4は，改善の余地はあるものの著者らが日常使用しているものである．

　まず被験作業として，5母音，鼻音を除く閉鎖性子音の短音節，有声無声でのblowing，嚥下活動が検査対象である．

■5母音と子音単音節

- これらの表出時における閉鎖状態を，I（velopharyngeal incompetence：VPI），B（borderline velopharyngeal incompetence/competence：BVP），C（velopharyngeal competence：VPC）に分類する．Iの評価は実質的な空隙が見られた場合，Bは音声表出時に閉鎖平面において閉鎖強度の低下により気泡が飛ぶ場合である．

- 正常なVPFであれば，軟口蓋挙上後，約300 msecでvoicingが生じることから，閉鎖運動が開始されてからvoicingまでの時間VOT（voice onset time）を測定する．

表6-4　著者らの内視鏡検査項目

1	5母音
2	子音単音（［p］，［t］，［k］，［s］，［ʃ］，［ts］，［tʃ］）
3	文章　/キツツキがきをつつく/ 　　　 /おとうさんのかたをたたく/ 　　　 /おかあさんのかさをさす/ 　　　 /てをたたく/ 　　　 /てがとどく/

1〜3での評価項目
- normal/BVP（borderline VPI）/SVPI（substantial VPI）
- BVPの場合には，SBNA（sometimes but not always）かABNQ（almost but not quite）についてを以下の基準で判定する
  ・後続母音部で閉鎖が破綻しないか
  ・単音で閉鎖ができていても連続音で破綻しないか
  ・閉鎖面にbubblingがあるか
- 閉鎖開始から音声表出までの潜時（voice onset time：VOT）

4	blowing

評価項目
無声blowing/有声blowing
- 閉鎖開始から呼気表出までの潜時（voice onset time：VOT）
- 無声と有声での閉鎖状態の乖離の有無

5	嚥下動作

- voicing後，短音節で母音部において開放する傾向がないかを評価する．単音節表出時に母音部で開放する場合には，連続音や会話レベルではほぼ鼻雑音あるいは開鼻声となる．

- 閉鎖状態に一貫性があるかどうかの評価を行う．すなわち，BVPの場合には，単音節では完全閉鎖している場合でも連続音や繰り返しによって閉鎖強度が低下する場合がある（SBNA：sometimes but not always）．この場合にはSBNAの評価を付ける．またIであってもほとんどBもしくはCに近い場合には，ABNQ（almost but not quite）とする．したがって，症例によってはABNQ＋SBNAとなることもある．

- 正常であれば連続音表出時に閉鎖状態が破綻することはない．閉鎖強度の低下や最大筋活動に近い筋活動で音声表出している場合には，口蓋帆挙筋の疲労性によって閉鎖状態が破綻することがある．したがって，連続音表出時に音節ごとに開放されるかどうかを評価する．中断がある場合を「stepあり」とする．

- 閉鎖パターン（冠状，輪状，矢状）（5章図5-8〈p.67〉参照）を観察する[26]．

■blowing

　blowingでは無声と有声によって評価する．無声blowingでは声帯は閉鎖されていないため，呼吸運動が修飾されたものとしての軟口蓋運動を観察することになる．一方，有声blowing活動で声帯運動が関与することによるVPFへの影響を見ることができる．特に代償性構音障害を有する場合には顕著であり，構音訓練が奏効した場合には，このような現象は見られなくなることもある．そのため，

声帯活動との関係を見るために行う．

■嚥下運動

　嚥下運動とspeechでは関与する神経筋機構は異なっているものの，軟口蓋運動だけを見ると，健常者では同じように閉鎖運動を示す．通常，口蓋裂術後例であっても器質欠損のない場合には嚥下時には閉鎖不全にはならない．口蓋腫瘍切除後例のように直接的，間接的に軟口蓋に関わる組織の瘢痕拘縮，舌咽神経腫瘍などの軟口蓋運動を調節する神経の障害により脱神経支配となり，長期に経過した場合の廃用性委縮により実質的に軟口蓋が短小化したような場合には，嚥下時においても閉鎖不全が見られることがある．

臨床でのポイント

- 内視鏡検査では，常に内視鏡が鼻腔粘膜と触れていることや気道を閉塞・狭小化していることによる全身的・局所への影響がある．また内視鏡を挿入した一側から軟口蓋を斜め下方に観察していることや辺縁収差のために，挿入した側ではない側の軟口蓋運動の詳細は見落とす可能性がある．
- 一般的な合併症は，疼痛性および心因性ショックと出血である．ショックについては，検査中に常時被験者の状態に注意を払い，疑わしい場合には，即座にショック体位がとれる準備をしておく．出血に際しては，ボスミンガーゼの充填，重度の場合にはベロックタンポンを用いる．最近では，自家製のベロックタンポンを用意する必要のない既製のものも市販されている．
- 辺縁収差や被写界深度が深いことから，観察している画像は歪んだ画像であることを知っておく必要がある．検査対象を可及的に視野の中央に置くことが求められる．

F. ナゾメーター（nasometer）（図6-14）

　Fletcher[27,28]らが開発したTONAR（the oral nasal acoustic ratio）の原理に基づく装置である．口裂と鼻孔との間に，裏表の両面の先端に単一指向性マイクロホンを有する遮音板を置くことで，鼻からの音声と口からの音声を分離して収集し，全放射音声のエネルギー量（口からの放射音声のエネルギー量＋鼻からの放射音声のエネルギー量）に占める鼻腔からの放射音声のエネルギー量の割合で閉鎖不全の重症度を推察する機器である．VPIがある場合には鼻腔に共鳴する音声のエネルギー量が大きくなるため，nasalance scoreは高くなる．

長所

- 侵襲性は著しく低く，ほとんどない．また装置の視覚的印象や機械音がないために聴覚的印象が内視鏡やX線機器と比較して威圧的でない．そのため被験者にとって検査時の心理的負担が小さく，比較的低年齢（4〜5歳）から使用できる．検査時間も短いため，複数回行っても非協力的になることは少ない．
- 他の検査方法に比較して，初期導入コストも低く，運転コストやメンテナンス

第6章 口蓋帆・咽頭閉鎖機能の評価法

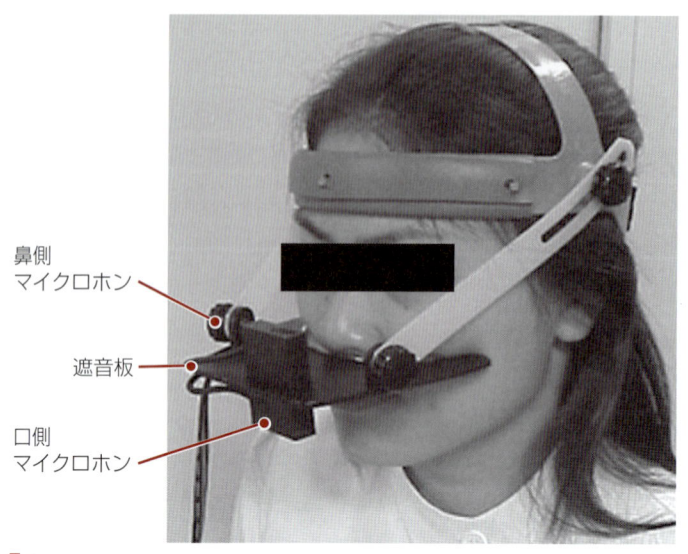

鼻側マイクロホン
遮音板
口側マイクロホン

■ 図6-14　nasometer
　遮音板の上下に単一指向性マイクロホンが設置されている．

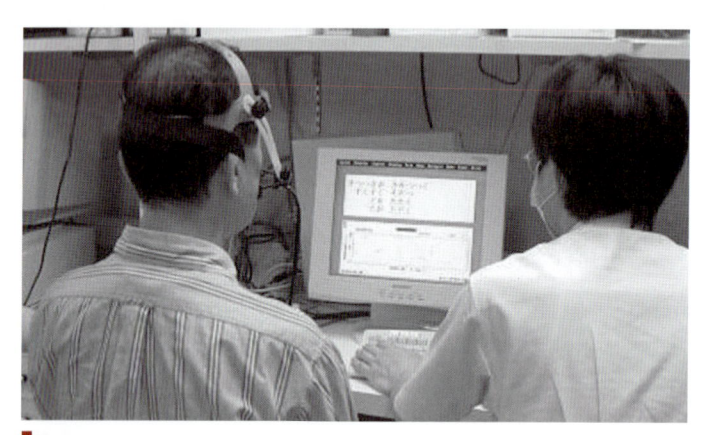

■ 図6-15　nasometerの使用時
　システム内部に画像ファイルを保存できるようになっているので，著者らは文字ファイルを画像として取り込んで使用している．

　　費用も低い．コンパクトであり，音響分析室やシールドルームなどの特別の設置場所は必要ない．
- 特別の経験や訓練を必要とせず，また操作も一度習得すると容易である．
- 評価基準を共通化することで施設間での評価や経時的評価が可能である．医療機器ではないため非医療職でも使用でき，音声言語の専門職がいない施設であっても経過観察やスクリーニングを目的とした装置として導入しやすい．

　短所
- 口腔鼻腔音の音響エネルギーを基本として閉鎖状態を評価するため，口蓋帆・咽頭閉鎖機能を担う物質の音響特性の相違や，音声活動に付随して生じた鼻雑音などの要素が鼻腔共鳴音の音響エネルギーに変化を与え，nasalance scoreと

表6-5 著者らのNM用被験文

標準被験文	きつつき が きを つつく すくすくそだつ てをたたく てがとどく
LP文	よういはおおい
HP文	きつつきつつく
N文	ままのみみはもも

実際の閉鎖状態との間に乖離が生じることがある．したがって，継続的にVPFを賦活するために行われる治療法を選択した場合に経時的な閉鎖機能の評価をナゾメーターによって行うには，検査時における閉鎖状態とその音響特性を考慮して評価することが必要である．

- nasalance scoreに影響する因子としては，方言[29-31]，年齢[32,33]，性別[29]，sentenceの長さ[34]，人種や言語あるいはその両方[33,35-39]，閉鎖の程度[40,41]，口腔装置[41,42]によって変化することが知られている．特に境界線上の閉鎖不全である場合，鼻雑音が生じる場合には検査結果が一様ではなくなる．

方法 （図6-15）

使用開始前に，音量が規格化されたwhite noiseの校正用雑音により遮音板の上下に配置された指向性マイクロホンの校正を行っておく（通常，毎回する必要はない）．nasometerユニットに付属するヘッドバンドにより測定用ユニットを装着し，遮音板を鼻孔の下に設置する．頬と遮音板の間に隙間が生じないように皮膚と密着させる．この遮音板の効果ならびに角度については，厳密に規格化しなくても肉眼による床と平行にした状態であれば，結果に影響しないことが報告されている[43]．

あらかじめ規定した音声サンプルを用いて発音を指示する．ユニット自体に備え付けのspeech sampleがあるが英語であることから，独自に作成する方がよい．表6-5は，著者らが用いている標準被験文Kitsutsuki passage（きつつき文）である[39]．著者らは，これ以外にもHP（high pressure）文，LP（low pressure）文，N文を揃え，目的に応じて使い分けている．通常，各文を3回音読し，mean, max, minの値（nasalance score）を記録する．あらかじめホストPCのHDの中に個人ごとのフォルダを作成しておき，そのフォルダを指定することで得られたデータは収納される．同じフォルダを再診ごとに使うことで，時系列的に特定の患者のデータを蓄積することができる．

臨床でのポイント

- nasometerでは，「鼻」と「口」から放出された「音」のエネルギーを独立して，鼻と口の直前から採取している．したがって，いかなる音でも放散されれば測定の対象になる．すなわち，閉鎖強度の低下によって生じた鼻雑音も検出し測

定する．鼻雑音は高いエネルギーを有するため平均測定値は上昇する．鼻雑音を生じるような境界線上の症例と絶対的閉鎖不全の平均値スコアだけではVPIの重症度はわからない．

　Karnell[40]は，拗音と母音で構成されるLP（low pressure）文とHP（high pressure）文を組み合わせることでVPIの重症度を推察することを勧めている．すなわち，閉鎖不全が境界線上である場合には，共鳴腔が結合していないためにLP文では低くなり，HP文を用いると音響エネルギーの大きな鼻雑音が生じることでmax値は80%以上になることから，mean値も影響され高くなる．一方，実質的閉鎖不全の場合には，口腔と鼻腔がcouplingすることで大きな共鳴腔となるため，LP文で高くなるが，鼻雑音は生じないためHP文では境界線上の症例よりも低くなる．そこで，HP文とLP文を用いることで，境界線上であるか実質的閉鎖不全であるかを知ることができる．このことは，経時的に閉鎖状態が変化するような場合，たとえば段階的に発音補正装置を作成するような場合や顎補綴装置の適合状態を知るために，HP文とLP文を用いることで知ることが可能になる[41]．

- 口腔鼻腔を結合するような状態（口蓋残遺孔，上顎骨欠損，開放された上顎洞など）がある場合には，その部から呼気が漏出する雑音による影響がある．小さな結合であれば，ワセリンなどに浸漬した綿球などで閉鎖する．この場合，口腔内圧は口腔鼻腔の結合があるときよりも高くなる．高まった口腔内圧よりも閉鎖強度が小さい場合には，咽頭での閉鎖部分より呼気が漏出する．そのため一過性に閉鎖した場合のスコアが高く出た場合は，閉鎖強度が低いことを知ることができる．したがって，著しくmax値が高い場合には漏出がどこかに存在すると考え，その部の閉鎖が必要である．
- nasalance scoreに影響する因子についてはすでに多くの報告がある．特に方言性については，すでに他の方言を用いて報告されているのと同じspeech sampleを利用して，自身の地方の方言話者を対象にして基準値を得ることが必要と思われる．
- マイクロホンの音響特性については十分な情報が提供されていないが，鼻雑音に対して鋭敏に反応して，mean値に影響する．特に臨床的にVPIが経時的に改善する過程で，一過性に成績が低下することがある．舘村らは，スピーチエ

Memo 6-3　鼻雑音が聴取される場合に疑うのは

1. 閉鎖強度の低下
2. スリット状の口腔鼻腔結合
3. 構音障害
4. 軟口蓋挙上筋（口蓋帆挙筋）の疲労

表6-6 評価基準値（大阪方言話者）（単位は％）

性	95％信頼区間	nasalance score 平均	偏差
男性	0.46～16.44	8.3	4.0
女性	2.94～16.66	9.8	3.5
全体	1.46～16.74	9.1	3.9

イド作成過程でのスコアと内視鏡所見を同時に採取し，内視鏡検査によって装置が完成近くなったと判断できた境界線上の閉鎖不全状態となった際に，スコアは上昇して，見かけ上機能は低下するという乖離した結果を報告している[41]．すなわち，ナゾメーターの結果だけでの評価，特に境界線上例や構音訓練の過程においては解釈に注意が必要である．

[評価基準値]

大阪方言話者で「きつつきpassage」を音読した場合のスコアを示す（表6-6）[39]．

G. 筋電図（electromyography）

　一般的に筋電図検査法には多くの種類がある．採取方法や電極は，対象とする筋や検査の目的によって選択され，また信号の処理方法によって得られる情報が異なる．VPFに関わる筋電図検査では，Fritzel[44]をはじめとしてこれまでに報告されている[45-49]VPFに関係する筋肉（2章参照）が標的筋となる．口腔は粘液で覆われていることから，表面筋電図の表面電極を留置することが困難であり，基本的には標的筋に直接電極を刺入する刺入電極法である．電極を標的筋に誘導するために用いた刺入針は，口腔器官の運動を制限しないように抜去することが必要になるため，用い得る電極は有鉤針金電極（hooked wire electrode）が主となる．その結果，口腔外から接近して電極を刺入できる部位にある筋が標的となり，しかも電極が留置されるだけの厚みが必要となる．したがって，VPFの評価において筋電図が採取できる筋としては，軟口蓋を挙上する口蓋帆挙筋以外にも，舌と軟口蓋を結ぶ口蓋舌筋[46,50-52]，咽頭と軟口蓋を結ぶ口蓋咽頭筋[50,51]，咽頭後壁の前方運動を知るために上咽頭収縮筋[53]が対象になる．

[長所]

- 筋電図信号を多種多様な方法によって処理することで，中枢から末梢までの調節様相を推察できる．
- 筋疾患に特異的な信号の発現の様相があるため，筋疾患の診断ができる．
- 等張性運動時のみならず，等尺性運動時の筋の時系列的な収縮状態がわかる．それによって，作業（仕事）量の時系列的変化を知ることができる．
- FFT（fast Fourier transform：高速フーリエ変換）分析を行うことで筋疲労の

- 評価が可能である．
- 等張性運動を見る検査法（内視鏡，VFなど）では，運動時にどの程度の力が生じているかはわからないが，筋電図では発生している力を知ることができる（筋活動の採取の方法によって特性が異なるために，発生している筋力と筋活動量が厳密に相関するわけではないが，近似的に相関は見ることができる）．
- speechとblowingでの筋活動の関係を知ることによって，VPFの予備能の大きさを知ることができる．内視鏡やX線所見で閉鎖状態が示されていても，これらでは閉鎖強度自体を知ることができない．一方，EMGでは予備能の大きさにより，訓練や装置の効果を評価することができる[14,54,55]．
- 軟口蓋運動に関係する因子を変化させた際の入力（input）の大きさと生じる筋活動（output）の大きさを比較することによって，それらの因子が筋活動の調節に関わるかどうかを知ることができる．これまでの研究では，声帯活動，口腔内圧[11-13]，鼻腔内圧[56-60]，鼻腔気流量[61,62]，口腔内の食事量[63,64]，食事の物性[64-66]などが口蓋帆挙筋活動や口蓋舌筋活動に関連することがわかっている．

[短所]

- 刺入電極法では刺入時疼痛があるため，検査が可能な対象者が成人に限られる．
- 等尺性運動，等張性運動ともに筋活動を採取できるが，その筋が所属する臓器がどのような運動を行っているのかは単一の筋で支配されている場合（軟口蓋の挙上運動は口蓋帆挙筋がほぼ単一の主動筋である）以外不明である．たとえば，口蓋舌筋では軟口蓋を下げているのか，挙上した軟口蓋に向かって舌を牽引しているのか，あるいは舌と軟口蓋の両方を強く接触閉鎖させているのかはわからない．
- 刺入テクニック，筋電図信号の解読，分析処理を習熟するのに，他の検査と比較して時間を要し，経験が必要となる．
- 同じ強さの筋活動であっても，電極の電気特性，刺入間距離，刺入深さによって得られる信号の強度が異なる．

[方法]

　刺入電極法では，あらかじめ有鉤針金電極（図6-16）を作成することが必要になる．著者らは，電極として直径50μmエナメル被覆ステンレス線を用いている．エナメル線よりも抵抗の低い電極専用の白金線やエナメル被覆銅線を用いた報告もあるが，白金電極は高価であり，銅線は筋への為害性から，著者らは用いていない．エナメル被覆ステンレス線は上記した2種の金属よりも弾性が高いため，慣れないうちは取り扱いが難しい．

　26G皮内注射針に後方からエナメル被覆ステンレス線を挿入し，針先より引き出す．先端のエナメル被覆を剥がすが，トーチによって蒸散させる方法と，番手の高い耐水ペーパーで剥ぎ取る方法が一般的である．トーチによる方法では先端が硬くなり，折れやすくなるために，著者らは剥ぎ取る方法を採用している．被覆を除去した後，エナメル被覆が残っている部分で皮内針とほぼ直角になるよう

エナメル被覆
ステンレス線

ビニール被覆
リード線

26G皮内針

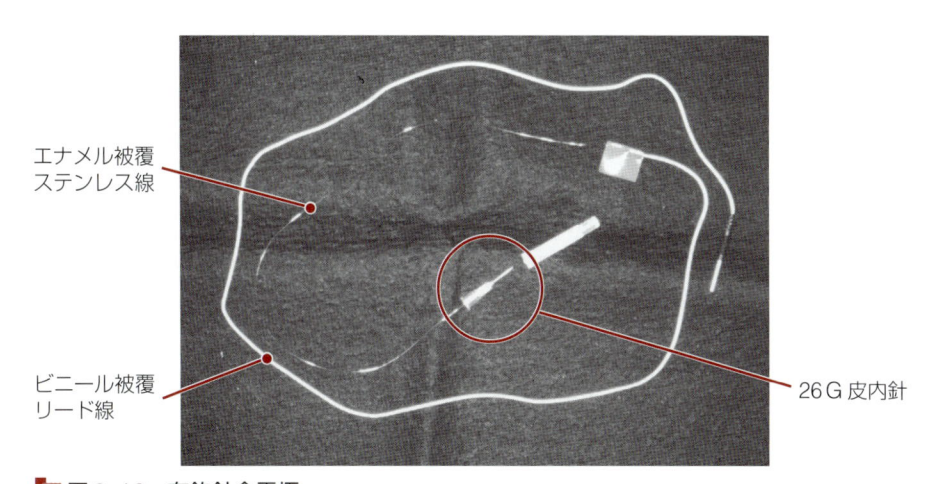

■ 図6-16　有鉤針金電極
　皮内針に直径50μmのエナメル被覆ステンレス線を挿入して作成する．

に屈曲する．その後，先端から30cm程度の位置でステンレス線を切断し，エナメル被覆を除去してビニール被覆リード線とハンダ付けする．その状態で滅菌パックに収容して滅菌する．使用時には，26G皮内針から出ている部分の露出部分が約3mm程度残るように，余剰の部分を切断する．

　口蓋帆挙筋への刺入時には，口蓋帆挙筋の軟口蓋での付着部分が挙筋陥凹であるため，その部分にだけ表面麻酔を浸した綿花で麻酔をしておく．被験者に/a/を発音することを命じ，電極が注射針と直角になった状態のままで，口蓋帆挙筋の走行を考慮して，正常解剖構造に従って後斜め上方に向かって刺入する．構造上の変化がある場合には個々の変化を類推して刺入する．刺入時には粘膜を穿通する抵抗があり，そのまま推し進めると粘膜から口蓋帆挙筋までにある周囲組織を通過して，口蓋帆挙筋筋腹に刺入されるときに抵抗を感じる．この2回の抵抗をもって筋に刺入されたと判断する．その後，注射針を軟口蓋から抜き，そのまま口腔外へ誘導して，頬骨弓上の皮膚表面に留置固定する．軟口蓋から出たリード線は同側の上顎結節遠心部を迂回させて頬粘膜に沿わせる．実際に口蓋帆挙筋に留置されたことは，軟口蓋の挙上に関わる唯一の筋であることから，/ɯ//i/などの確実に軟口蓋が挙上する音韻発音時に筋電図上にburstが生じることで確認する．

　口蓋舌筋の場合には，前口蓋弓の中央部において，口蓋舌筋の走行に従って，やや外後方に向けて1cm程度刺入する．口蓋舌筋に留置されたかは，同筋が舌を挙上させる役割を担うことから，/ka/音を表出させる際の舌の挙上と同期して筋電図波形が生じることで確認する．いずれの場合も双極で誘導して，不関電極を耳朶や前額に設置し，各リード線を生体電気アンプに接続して計測する．

　電極刺入直後は，唾液嚥下運動や舌運動によって筋肉内で電極先端が動き，電極間距離が一定にならない．そのため，刺入後電極が筋肉内で安定した位置をとるまで3分程度安静状態を保つ．

第6章 口蓋帆・咽頭閉鎖機能の評価法

> **臨床でのポイント**
> 臨床上での筋電図の解釈は，複数の作業からの結果を統合して行う．

■ speech-blowing

blowing時やspeechの際には，呼気が鼻腔に漏出しないように，口蓋帆・咽頭閉鎖強度を高めている．吹奏楽器の演奏時には200 cmH$_2$O程度まで口腔内圧は上昇し，破裂音表出時の口腔内圧7〜11 cmH$_2$Oよりはるかに高くなる．その場合でも閉鎖は破綻しないことから，最大努力でのblowing時の口蓋帆挙筋の活動量はspeechでの活動量よりはるかに高くなっていると考えられる．健常者では，口腔内圧と筋活動が相関することが報告されている[11,12]が，VPIでは口腔内圧との関係が正常な場合と異なることが示されている．したがって，口腔内圧を変化させてblowingしたときのEMG値を調べることによってVPIの重症度を推察することができる．

Kuehn[12,13]は，BVP群と健常者群を対象に，speechとblowingでの口蓋帆挙筋活動を調べている．両群で共通して，blowingでの筋活動は口腔内圧と正の相関を示し，また全作業を通じた最大筋活動は最大努力でのblowing活動で示される．しかしながら，speechに要求される筋活動は，健常者では最大筋活動の40％以下であるが，BVP例では70〜80％になることを示した．

Tachimuraら[14]は，より重症度が高い実質的閉鎖不全症例（嚥下以外の作業でまったく閉鎖が認められない症例，substantial velopharyngeal incompetence：SVPI）を対象にして，Kuehnらと同様の研究を行った結果を報告している．すなわち，SVPI例では，最大筋活動はspeechで示されること，blowing時の口蓋帆挙筋活動と口腔内圧との相関性はなく，口腔内圧が上昇すると筋活動は低下すること，一方speechでの筋活動の最大筋活動に対する割合はBVP例より高くなり，最大筋活動に近似した活動となること，語音との対応も健常者と異なることを示した．

これらの結果から，最大筋活動と語音での筋活動領域の差分をspeechでの予備能であるとしたKuehnの予備能の概念，口腔内圧との相関性，最大筋活動の示される作業の相違により，VPIの重症度が判定できることが示された（4章**表4-3**〈p.50〉参照）．

■ 予備能の大きさの評価による治療効果の評価

speechとblowingでの筋活動の関係を知ることで閉鎖機能の予備能を知ることができる．すなわち，SVPIであってもスピーチエイドなどの装置の装着によって閉鎖機能が補完されれば予備能が大きくなる（**図6-17**）[14]．もしも予備能が大きくならない場合には，その治療効果は低いことを示す．

■ 疲労性の評価

単音では閉鎖不全にならないが，連続音や会話レベルでは鼻雑音が生じる場合がある．このような症例では口蓋帆挙筋の易疲労性によりVPIが生じると考えられる．筋電図信号を処理することでmean power frequencyを算出し，時系列的

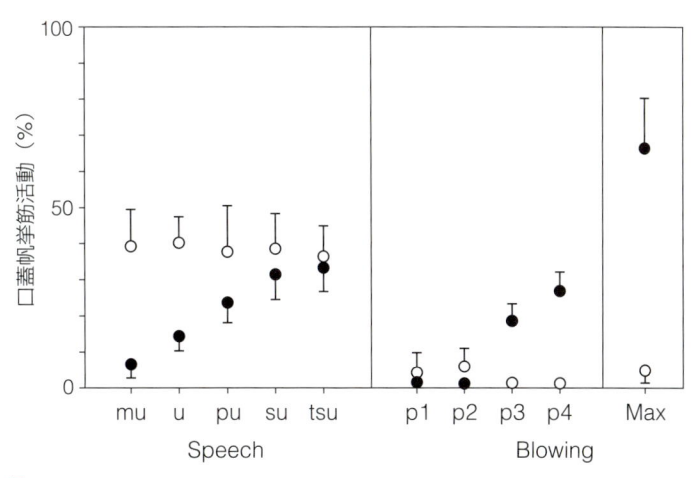

図6-17　装置の有無による口蓋帆挙筋活動の相違（文献14より）
○：装置非装着時．blowingで最大筋活動は示されず，最大筋活動は発音時に示される．blowingでは口腔内圧の変化に筋活動は対応しない．
●：装置装着時．blowingで最大筋活動が見られ，口腔内圧にも対応する．発音時の筋活動は音素ごとの特徴を示す．

に評価することで疲労性を知ることができる[67, 68]．疲労性が改善された場合には，治療効果があったとみなすことができる．

H. 空気力学的方法 (aerodynamics measurement)

　Warrenと彼のグループは，発音時の空気力学的要素（口腔内圧，鼻腔気流量，鼻腔内圧）を計測することによって閉鎖不全部分の面積を測定しようとする検査法の開発に関する研究を行っている[69–71]．

　彼らの方法は，左右の鼻孔のうち，通気性の低い側の鼻孔に鼻腔内圧（実際には軟口蓋直上の咽頭圧）を計測するためのカテーテルが留置されたコルク栓を気密に挿入留置し，他方の鼻孔には鼻腔に漏出した呼気流量を計測するためのチューブを留置する．発音時に口腔内圧（実際には軟口蓋直下の咽頭圧）測定用のチューブをくわえた状態で規定のサンプル（無意味語 /hamper/）の表出を命じるというものである（図6-18）．その際の鼻腔内圧，口腔内圧，鼻腔気流量を次式に当てはめることによって，閉鎖不全部分の断面積を得るとしている．

（式）　$A = \dfrac{\text{鼻腔気流量}\,(l/\text{sec})}{k\sqrt{2(P1-P2)/D}}$

　A：面積(cm^2)，P1：口腔内圧(dyne)，P2：鼻腔内圧(dyne)，D：空気の密度(0.001 g/cm^3)，k：補正係数(0.65)

　彼らの方法では，あらかじめ人体データに基づいて作成した模型の咽頭部の断面積をさまざまに変化させ，個々の断面積において咽頭側から呼気流に似せた空

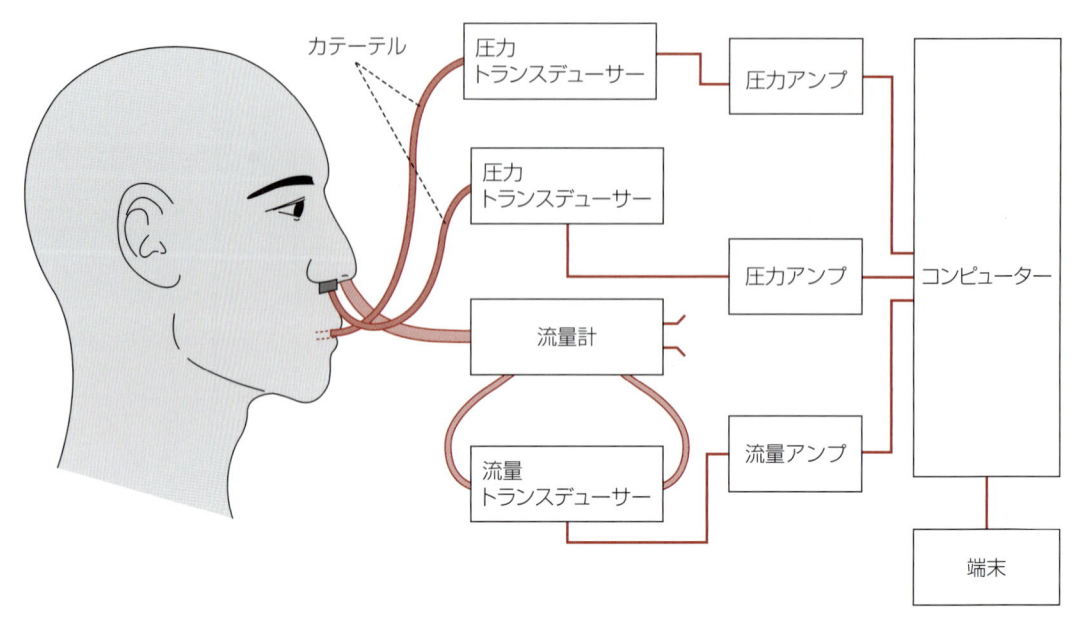

第6章　口蓋帆・咽頭閉鎖機能の評価法

■ 図6-18　Warrenらの空気力学的要素から閉鎖不全面積を求める方法（文献72より）
　通気の程度が低い側の鼻孔に圧測定用のカテーテルを挿入したコルク栓を気密に挿入し，他方には気流量測定用チューブを留置する．

　気流を吹き込んだ際の口腔内圧，鼻腔内圧，鼻腔気流量を測定して，作成したテンプレートに基づいて断面積を知るものである．
　この原理は，直流電気回路の「抵抗」の大きさは，その前後においての「電圧」と「電流」がわかれば知ることができることに似ている．抵抗は長さに比例し，断面積に反比例することから，発音時に挙上した軟口蓋で咽頭腔の断面が狭窄すれば，その部の開放面積を知ることができる．
　この原理が有効であるのは，「流れ」が「層流」で一様であることが必要である．しかしながら，1本の管が途中で二股に分かれている場合（上咽頭前方で鼻中隔によって鼻での気道は左右の固有鼻腔に分かれる），1本になっている管から2本に枝分かれした管に空気が流れた場合，二股に分かれる部位で「渦」が発生し，流れは一様ではなくなる．すなわち，閉鎖不全状態あるいは鼻音表出時のように，発声時の呼気流の流れが咽頭を経由して固有鼻腔に流入する場合，呼気流は鼻中隔後方において二股に分かれるため，一様ではなくなる．その結果，流量，鼻腔内圧，口腔内圧が測ることができても正確な面積は得られないことになる．この問題を解決するために，Warrenらは，一側の通気性の低い側の鼻腔の鼻孔を鼻腔内圧測定用のコルク栓で閉塞することで，他方の鼻道にのみ呼気流が流れるようなモデルを作成し，層流が維持されるようにして上記の単純な直流モデルが適用できるようにしている．

長所
- 定量的に閉鎖不全面積が数値として得られる．
- 非侵襲的であるため頻回に行える．

- 鼻孔を閉塞するための栓ならびに鼻マスクを複数のサイズ用意することによって，年齢による制限を受けることなく検査が可能である．

> 短所

- システムが複雑であり，臨床現場で使用するうえではセットアップに時間を要し，実用的でない．
- Warrenらの方法では，専用の機器群を整備する必要があり，得られる情報量と費用とのコストパフォーマンスは低い．
- Warrenらが勧めるspeech sample/hamper/は無意味語であるため，その表出にあたっては個性が影響する．すなわち，/hamper/の[m]による調音結合が強く影響して表出した場合とそうではない場合によって結果が異なる．
- 臨床では，単音や単音節では閉鎖しているにもかかわらず，連続音や会話レベルでは閉鎖が破綻する場合がある．その場合には単音と連続音でのsampleによる評価が必要になるが，Warrenの方法では実行できず，会話レベルでの閉鎖状態の評価は困難である．
- 両側の鼻孔にチューブと（コルク）栓が留置されるために，正常な鼻呼吸が障害されることで多少なりとも鼻腔内圧が変化する．鼻腔内圧は正常なVPFを有する場合には軟口蓋運動に影響するため，両側鼻孔が開放されている状態でのVPFと調節様相は同じではない可能性がある．さらに共鳴が変化する可能性があり，聴覚情報による軟口蓋運動への影響も否定できない．
- 原理からは咽頭から鼻孔までの間の声道断面積の最小値を示すために，軟口蓋周辺で実質的に大きな閉鎖不全面積を有して，声道内の他の部位に，より狭窄した部分がある場合には，その部分での声道断面積を示すことになる．
- 咽頭部以外で口腔鼻腔をcouplingする部分（たとえば口蓋残遺孔など）があると結果に影響する．

> 方法

　流量計（1基），マノメーター（2基），鼻腔気流量を測定する鼻チューブ（1本），圧計測用カテーテルチューブ（2本），鼻孔閉塞用の栓（コルク栓）を用意する．カテーテルの先端が鼻腔内に位置するように栓を穿通した後，カテーテルを挿入する．2基のマノメーターに，それぞれ口腔内圧測定用カテーテルと鼻腔内圧測定用カテーテルを接続し，流量測定用チューブを気流抵抗管に接続する．個々の測定用機器からの信号を処理する専用アンプを接続しておく．被験者を椅子に座らせ，通気性の低い方の鼻孔に鼻腔内圧測定用のカテーテルの接続されたコルク栓（鼻腔内圧測定用）を挿入し，通気性の高い方の鼻孔に流量計に接続したチューブを留置する．ワセリンなどを塗布して，チューブやカテーテル周囲からの空気の漏洩を防止する．被験者自身の指で口腔内圧計測用のカテーテルを持たせ，口腔内に先端を入れ，開放端が舌や口唇で閉鎖されない位置で保持させる．

　被験文（オリジナルは/hamper/）を読ませる．測定は，/hamper/の[p]表出時における，口腔内圧，鼻腔内圧，鼻腔気流量を計測し，公式に当てはめる．

第6章　口蓋帆・咽頭閉鎖機能の評価法

> 臨床でのポイント
> - チューブを口唇で保持するため，口唇閉鎖機能が低下している場合にはチューブ周囲から呼気が逃げることで結果の信頼性が低下するため，個人ごとのマウスピースが必要になるかもしれない．
> - チューブの先端が唾液で閉塞する場合や舌が開口部を閉塞する場合には信頼性が低下するため，記録中は常時閉塞の有無を観察する必要がある．

I. 音声音響分析（sound spectrograph）

対象者の発する声を録音し，分析機器（通常は sound spectrograph）を用いて分析する．マイクロホン，アンプ，レコーダー，音響分析器が基本的に必要である．マイクロホンの設置位置については，呼気がマイクに直接当たることでS/N比が低下するのを避けるため，頭部矢状面から約15度程度傾けることが勧められている．音響分析器は，以前には高価な単体の分析装置が用いられたが，最近ではPC用の音響分析ソフトが用いられることも増えており，この場合には入力信号のS/N比に影響する機器の特性を考慮する必要がある．

音響音声分析の主たる対象は「声音」である．VPIは鼻腔に声が共鳴する（反共鳴）ことが特徴であり，口腔から放射される声のエネルギーを吸収することで，特異的な周波数分布を示す．代償性異常構音での子音部のスペクトルを分析した研究もある[73]．

長所
- 無侵襲である．特定の sample stimuli を用いることで，経時的に評価することも可能である．構音訓練によって変化する異常構音動作が，どのような正常構音動作に似ているかを知るために，子音部でのスペクトル分析を行うことができる．
- 成熟した構音機能を有する場合に，なんらかの原因で口腔鼻腔が交通した症例（たとえば上顎腫瘍摘出術後）での顎補綴物の適合性や音響特性を知ることができる．

短所
- 分析精度を高めるためにはS/N比を高める必要があり，そのために専用の録音機器〔単一指向性マイクロホン，dynamic range の大きい録音媒体（最近のPCソフトを用いる場合には不要），防音室など〕を備える必要がある．VPI例では鼻腔での反共鳴による口からの音響エネルギーの吸収の程度を計測することが本法であり，なぜ鼻腔への声の共鳴が生じているかはわからない．すなわち，口蓋残遺孔，口蓋欠損，異常構音習癖などによって口腔と鼻腔との結合があれば反共鳴は生じ，必ずしもVPIの重症度を示すとは限らない．また構音発達過程にあるような場合には，構音動作，方言，上顎骨（副鼻腔）での共鳴などによる影響は検出できないため，得られた結果が異常であるとするか

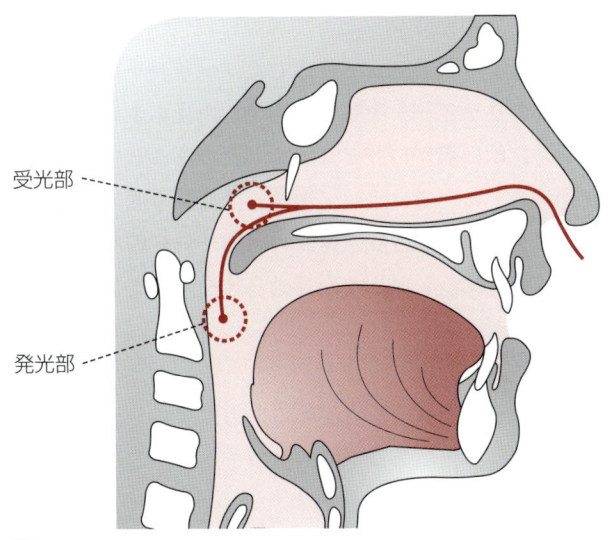

■ 図6-19 光量計測装置
発光部が口腔側に，受光部が鼻腔内にある．

acceptable とするかの判定はできない．
- 影響する多くの因子が報告されており，それらを統計学的な因子として扱うことで声音の特徴を表現できる．換言すると，構音と開鼻声の原因を明白に説明できる因子がないことを示している．

臨床でのポイント
- 声の音響学的特徴の抽出はできても，「なぜそのようになるのか」「何を改善するとよいのか」の示唆は乏しい．
- 分析の煩雑さからは研究目的である．

J. その他

これまでに示した方法以外にも VPF を評価する方法として報告されているものがある．しかしながら，実験的な試みや特殊な機器を必要とするものも多い．これまでに報告されているものの紹介にとどめる．

1 超音波（ultrasound）

1970年後半から1980年ころまでは報告がある．探触子を頸部側面に当てることによって咽頭壁の運動を捉えようとするものである．軟口蓋運動は口蓋骨に阻まれて検出できない．超音波の場合，空気の層が介在すると，その面で超音波が反射するため，探触子を当てる部位は限られている．得られる情報は少ない．

2 光量計測装置（photodetection）（図6-19）

2本の光ファイバーの側面を接着して，一方の先端部が発光部として口腔に位

置し，他方の先端が受光部として鼻腔に位置するように長さを調整して1本のケーブルになるように並列して作成したファイバーを用いる．発光部を光源に接続し，受光部のファイバーを特別に開発した光エネルギーを測定する機器に接続する．発話時に軟口蓋が口腔と鼻腔を遮断することで，口腔から鼻腔に漏れる光の量が変化する．この量によって閉鎖不全面積を測定しようとするものである．発光部からの光は粘膜の性状（乾燥の状態，炎症の有無）によって反射の程度が変わるため信頼性に乏しい．また運動自体を分析できるのではない．

3 acoustic rhinometry

　鼻腔構造や鼻腔通気度を計測するために用いられるリノメーターを用いて，口腔鼻腔の開放時と軟口蓋挙上時の数値を比較することで，口腔鼻腔の結合程度が比較できるとするものである．

■■ 文献

1) Moll KL：Velopharyngeal closure on vowels．*J Speech Hear Res*, **5**：30-37, 1962.
2) 福田登美子, 舘村 卓, 薬師寺 登, 他：口蓋裂異常音声の判定における信頼性の評価について．阪大歯学誌, **30**(1)：208-212, 1985.
3) Young MA：Anchoring and sequence effects for the category scaling of stuttering severity. *J Speech Hear Res*, **13**：360-368, 1970.
4) Stephens MI, Daniloff R：A methodological study of factors affecting the judgement of misarticulated /s/. *J Commun Disord*, **10**：207-220, 1977.
5) Shelton RL, Johonson A, Arndt WB：Variability in judgements of articulation when observer listens repeatedly to the same phone. *Percept Mot Skills*, **39**(1)：327-332, 1974
6) McGurk H, MacDonald J：Hearing lips and seeing voices. *Nature*, **264**(5588)：746-748, 1976.
7) Wright D, Wareham G：Mixing sound and vision: The interaction of auditory and visual information for ear witnesses of a crime scene. *Legal and Criminological Psychol*, **10**(1)：103-108, 2005.
8) McWilliams BJ, Musgrave RH, Crozier PA：The influence of head position upon velopharyngeal closure. *Cleft Palate J*, **5**：117-124, 1968.
9) 原 久永, 舘村 卓, 和田 健：頭位の変化が口蓋帆挙筋に与える影響―軽度鼻咽腔閉鎖不全症例について―. 日口蓋誌, **25**(3)：233-238, 2000.
10) 佐々生康宏, 舘村 卓, 野原幹司, 他：吹き戻しによる鼻咽腔閉鎖機能検査の不確実性. 音声言語医学, **47**(2)：166-170, 2006.
11) 後藤友信：鼻咽腔閉鎖強度とその調節に関する研究. 阪大歯学誌, **22**：87-106, 1977.
12) Kuehn DP, Moon JB：Levator veli palatini muscle activity in relation to intraoral air pressure variation. *J Speech Hear Res*, **37**：1260-1270, 1994.
13) Kuehn DP, Moon JB：Levator veli palatine muscle activity in relation to intraoral air pressure variation in cleft palate subjects. *Cleft Palate-Craniofac J*, **32**：376-381, 1995.
14) Tachimura T, Nohara K, Fujita Y, et al.：Change in levator veli palatini muscle activity for patients with cleft palate in association with placement of a speech-aid prosthesis. *Cleft Palate-Craniofac J*, **39**：503-508, 2002.
15) Skolnick ML：Videofluoroscopic examination of the velopharyngeal portal during phonation in lateral and base projections—a new technique for studying the mechanics of closure. *Cleft Palate J*, **7**：803-816, 1970
16) Stringer DA, Witzel MA：Velopharyngeal insufficiency on videofluoroscopy: comparison of

projections. *Am J Roentgenol*, **146**(1): 15-19, 1986.
17) Stringer DA, Witzel MA: Waters projection for evaluation of lateral pharyngeal wall movement in speech disorders. *Am J Roentgenol*, **145**(2): 409-410, 1985.
18) Moon JB, Canady JW: Effects of gravity on velopharyngeal muscle activity during speech. *Cleft Palate-Craniofac J*, **32**(5): 371-375, 1995.
19) McWilliams BJ, Bradley DP: Ratings of velopharyngeal closure during blowing and speech. *Cleft Palate J*, **2**: 46-55, 1965.
20) Lewis MB, Pashayan HM: The effects of pharyngeal flap surgery on lateral pharyngeal motion: a videoradiographic evaluation. *Cleft Palate J*, **17**: 301-304, 1980.
21) Riley R, Guilleminault C, Powell N, et al: Palatopharyngoplasty failure, cephalometric roentgenograms, and obstructive sleep apnea. *Otolaryngol Head Neck Surg*, **93**(2): 240-244, 1985.
22) Borowiecki BD, Sassin JF: Surgical treatment of sleep apnea. *Arch Otolaryngol*, **109**(8): 508-512, 1983.
23) 菅井敏郎：内視鏡による鼻咽腔閉鎖運動と構音の適時性に関する研究．日口蓋誌, **10**(2): 101-129, 1985.
24) Golding-Kushner KJ, Argamaso RV, Cotton RT, et al.: Standardization for the reporting of nasopharyngoscopy and multiview videofluoroscopy: a report from an international working group. *Cleft Palate J*, **27**: 337-347, 1990.
25) 大熊るり, 藤島一郎, 武原格, 他：嚥下障害患者における梨状窩の形状と誤嚥．日摂食嚥下リハ会誌, **3**(2): 21-27, 1999.
26) Witzel MA, Posnick JC: Patterns and location of velopharyngeal valving problems: atypical findings on video nasopharyngoscopy. *Cleft Palate J*, **26**: 63-67, 1989.
27) Fletcher SG: Theory and instrumentation for quantitative measurement for nasality. *Cleft Palate J*, **7**(2): 601-609, 1970.
28) Fletcher SG, Bishop ME: Measurement of nasality with tonar. *Cleft Palate J*, **7**(2): 610-621, 1970
29) Seaver EJ, Dalston RM, Leeper HA, et al.: A study of nasometric values for normal nasal resonance. *J Speech Hear Res*, **34**: 715-721, 1991.
30) Leeper HA, Rochet AP, MacKay IRA: Characteristics of nasalance in Canadian speakers of English and French. Proceeding of International Conference of Spoken Language Processing, Vol.1, p.49-52, 1992.
31) 平田創一郎, 和田健, 舘村卓, 他：関西方言話者におけるナゾメータ検査での日本語被験文と鼻咽腔閉鎖不全の評価．日口蓋誌, **27**(1): 14-23, 2002.
32) Hutchinson JM, Robinson KL, Nerbonne MA: Patterns of nasalance in a sample of normal gerontologic subjects. *J Commun Disord*, **11**: 469-481, 1978.
33) Van Doorn J, Purcell A: Nasalance levels in the speech of normal Australian children. *Cleft Palate-Craniofac J*, **35**: 287-282, 1998.
34) Watterson T, Lewis KE, Foley-Homan N: Effect of stimulus length on nasalance scores. *Cleft Palate-Craniofac J*, **36**: 243-247, 1999.
35) Anderson RT: Nasometric values for normal Spanish-speaking females: A preliminary report. *Cleft Palate-Craniofac J*, **33**: 334-336, 1996.
36) Haapanen ML: Nasalance scores in normal Finnish speech. *Folia Phoniatr (Basel)*, **43**: 197-203, 1991.
37) Haapanen ML: Factors affecting speech in patients with isolated cleft palate. A methodic clinical and instrumental study. *Scand J Plast Reconstr Surg Hand Surg* (Suppl), **26**: 1-61, 1992.
38) Mayo R, Floyd LA, Warren DW, et al.: Nasalance and nasal area values: Cross-racial study. *Cleft Palate-Craniofac J*, **33**: 144-149, 1996.
39) Tachimura T, Mori C, Hirata S, et al.: Nasalance score variation in normal adult Japanese speakers of mid-west Japanese dialect. *Cleft Palate-Craniofac J*, **37**: 463-467, 2000.

40) Karnell MP：Nasometric discrimination of hypernasality and turbulent nasal air flow. *Cleft Palate J*, **32**：145-148, 1995.

41) 舘村 卓, 平田創一郎, 福本雅美, 他：境界線上の鼻咽腔閉鎖不全状態における内視鏡所見とnasalance scoreの乖離－Palatal Lift Prosthesis（パラタルリフト）作成過程に伴うnasalance scoreの変化. 音声言語医学, **40**(2)：107-113, 1999.

42) Tachimura T, Kotani Y, Wada T：Nasalance scores in wearers of a palatal lift prosthesis in comparison with normative data for Japanese. *Cleft Palate-Craniofac J*, **41**(3)：315-319, 2004.

43) 平田創一郎：鼻咽腔閉鎖不全の評価におけるナゾメータ検査法と日本語被検文モデルに関する研究. 阪大歯学誌, **44**(1)：1-15, 1999.

44) Fritzel B：The velopharyngeal muscles in speech. *Acta Otolaryngol*, **250**(Suppl)：1-81, 1969.

45) Azzam NA, Kuehn DP：The morphology of musculus uvulae. *Cleft Palate J*, **14**：78-87, 1977.

46) Kuehn DP, Azzam NA：Anatomical characteristics of palatoglossus and the anterior faucial pillar. *Cleft Palate J*, **15**：349-359, 1978.

47) Kuehn DP, Kahane JC：Histologic study of the normal human adult soft palate. *Cleft Palate J*, **27**：26-34, 1990.

48) Langdon HL, Klueber K：The longitudinal fibromuscular component of the soft palate in the fifteen-week human fetus: musculus uvulae and palataine raphe. *Cleft Palate J*, **15**：337-348, 1978.

49) Simpson RK, Austin ASA：A cephalometric investigation of velar stretch. *Cleft Palate J*, **9**：341-351, 1972.

50) Moon JB, Smith AE, Folkins JW, et al.：Coordination of velopharyngeal muscle activity during positioning of the soft palate. *Cleft Palate J*, **31**：45-55, 1994.

51) Seaver EJ, Kuehn DP：A cineradiographic and electromyographic investigation of velar positioning in non-nasal speech. *Cleft Palate J*, **17**：216-226, 1980.

52) Tachimura T, Ojima M, Nohara K, et al.：Change in palatoglossus muscle activity in relation to swallowing volume during the transition from the oral phase to pharyngeal phase. *Dysphagia*, **20**(1)：32-39, 2005.

53) 元村太一郎：鼻咽腔閉鎖運動時における上咽頭後壁の動態に関する筋電図学的研究. 阪大歯学誌, **24**：95-117, 1979.

54) 舘村 卓, 藤田義典, 米田真弓, 和田 健：脳血管障害・頭部外傷による運動障害性構音障害における鼻咽腔閉鎖機能－口蓋帆挙筋の筋電図による検討－. 音声言語医学, **41**(1)：8-16, 2000.

55) 舘村 卓, 野原幹司, 藤田義典, 杉山千尋, 和田 健：運動障害性構音障害例におけるパラタルリフト装着の鼻咽腔閉鎖機能に対する影響－口蓋帆挙筋活動の変化を指標にして－. 音声言語医学, **44**(4)：274-282, 2003.

56) 舘村 卓：鼻音化母音発音時の鼻咽腔閉鎖運動に対する鼻腔内圧の影響. 阪大歯学誌, **30**：28-59, 1985.

57) Kuehn DP：New therapy for treating hypernasal speech using continuous positive airway pressure (CPAP). *Plast Reconstr Surg*, **88**(6)：959-969, 1991.

58) Kuehn DP, Imrey PB, Tomes L, et al.：Efficacy of continuous positive airway pressure for treatment of hypernasality. *Cleft Palate-Craniofac J*, **39**(3)：267-276, 2002.

59) 原 久永, 舘村 卓, 高 英保, 他：持続的鼻腔内陽圧負荷装置を用いた鼻咽腔閉鎖機能賦活法（CPAP療法）のnasalanceによる評価. 日口蓋誌, **23**(1)：28-35, 1998.

60) 舘村 卓, 高 英保, 原 久永, 他：スピーチエイド装着時における発音時口蓋帆挙筋活動に対する持続的鼻腔内陽圧負荷の効果. 阪大歯学誌, **42**(2)：206-212, 1997.

61) 原 久永, 舘村 卓, 和田 健：発音時における口蓋帆挙筋活動に対する口腔内圧, 鼻腔気流量の影響－健常者における検討－. 日口蓋誌, **21**(2)：80-86, 1996.

62) Tachimura T, Hara H, Koh H, et al.：Effect of temporary closure of oronasal fistula on

levator veli palatini muscle activity. *Cleft Palate-Craniofac J*, 34 (6)：505-511，1997.
63) Tachimura T, Okuno K, Ojima M, et al.：Change in levator veli palatini muscle activity in relation to swallowing volume during the transition from the oral phase to pharyngeal phase. *Dysphagia*, 21 (1)：7-13，2006.
64) 舘村 卓：食物物性および一口量の嚥下機能に対する影響－口蓋帆咽頭閉鎖機能に焦点を当てて－．日本味と匂学会誌，17 (2)：87-96，2010.
65) 河合利彦，舘村 卓，外山義雄，他：低粘性液状食品の粘性の相違が嚥下時の口蓋帆挙筋活動におよぼす影響．日摂食嚥下リハ会誌，13 (2)：128-134，2009.
66) 河合利彦，舘村 卓，外山義雄，他：非ニュートン性液状食品の嚥下時の口蓋帆挙筋活動．日摂食嚥下リハ会誌，14 (3)：265-272，2010.
67) Tachimura T, Nohara K, Satoh K, et al.：Evaluation of fatigability of the levator veli palatini muscle during continuous blowing using power spectra analysis. *Cleft Palate-Craniofac J*, 41 (3)：320-326，2004.
68) Tachimura T, Nohara K, Fujita Y, et al.：Effect of a speech prosthesis on electromyographic activity levels of the levator veli palatini muscle activity during syllable repetition. *Arch Phys Med Rehabil*, 83 (10)：1450-1454，2002.
69) Warren DW, DuBois AB：A pressure-flow technique for measuring velopharyngeal orifice area during continuous speech. *Cleft Palate J*, 1：52-57，1964.
70) Warren DW：A quantitative technique for assessing nasal airway impairment. *Am J Orthod*, 86：306-314，1984.
71) Dalston RM, Warren DW：Comparison of Tonar II, pressure flow, and listener judgments of hypernasality in the assessment of velopharyngeal function. *Cleft Palate J*, 23：108-115，1986.
72) Dalston RM, Warren DW, Morr KE, et al.：Intraoral pressure and its relationship to velopharyngeal inadequacy. *Cleft Palate J*, 25 (3)：210-219，1988.
73) 福田登美子：口蓋裂術後患者における口蓋化構音による異常音声の音響学的特徴と構音治療に伴う変化に関する研究．阪大歯学誌，38 (1)：8-35，1993.

第7章 口蓋帆・咽頭閉鎖不全症の治療

　理想的なVPI（口蓋帆・咽頭閉鎖不全）の治療法には，①合併症を生じない，②機能を賦活できる，③小児の場合には成長に応じて効果が変化しない，④可及的に正常構造から逸脱していないことが要求される．

　これらを可能な限り満たすためには，VPIの原因，重症度，年齢に伴って変化する構造，言語および構音機能の発達に応じて考えることが必要である．特にVPIの原因には，第5章で示したように，器質的原因，神経筋機能障害，誤学習，疲労があり，治療法はこれら4つの原因に応じて考える必要がある．単一の治療法で満足いく結果が得られることはなく，複数の治療法を組み合わせることによって，上記の要件を可及的に満たすことができる．たとえば，occult cleftの未手術例であっても，構音獲得以前に裂が発見された場合と構音機能が完成してからでは，構音障害の有無や重症度が異なるため対応は異なる．また，対象者の属する社会（学校，職場など）が異なることで，要求されるspeechのレベルが異なる．代表的な治療法について記す．

1 言語治療（speech therapy）

　詳細な訓練法については他書に譲るが，言語治療（speech therapy：ST）はいかなるVPIにおいても，まず行うべき方法である．VPF（口蓋帆・咽頭閉鎖機能）に影響する口腔咽頭器官の手術（軟口蓋，前後口蓋弓，咽頭に及ぶ）を行った後には，多少なりとも筋組織の可動性は低下し，構造の変化が生じている．非観血的処置（スピーチエイド，PLPなど）であっても構造の変化に伴い，発音時の感覚情報の入力の様相や筋長の変化により感覚運動統合の様相は変化する．そのため，身体的介入を行った後の器官構造の変化による新たな環境の下で調節機構が適切に作動するように，構音訓練は必要である．代償性構音障害（声門破裂音，咽頭摩擦音など）の原因がVPIであっても，すでに異常構音が固定されているような場合には，VPIに対する身体的介入を行っても構音障害や開鼻声は改善せず，術後における成績は術前の成績に依存することが多い．そのことから，構音障害のある場合には，口腔での構音操作が確立するまで，VPIへの手術的介入を控えるべきである[1]．

第7章 口蓋帆・咽頭閉鎖不全症の治療

　構音訓練自体がVPFを改善するかどうかについては議論の対象であり，効果があるとする報告も散見されるが，生理学的にうまく説明したものはほとんどみられない．臨床現場で閉鼻法を使って構音訓練すると構音と同時にVPFも改善することがあるが，このような症例でのVPIは，十分の組織量があり，誤学習が原因のVPIであり，実質的に大きな器質欠損がある場合には構音訓練によってVPFが改善するとは考え難い．また，VPIに未介入で構音訓練を行っても，発声時に口腔内圧が上昇せず，鼻腔気流が生じることで，感覚情報の入力の様相が正常でなくなるために訓練効果は低くなる．

　しかしながら，実質的VPIであっても，閉鼻法を用いて口腔内圧が高まる状態にして訓練を行った場合に構音動作の改善とともに，軟口蓋や咽頭側壁の時系列的運動様相の特徴は正常になることがある．その場合には，身体的介入後の成績は良好になる．したがって，構音訓練は，身体的介入の成績を向上させるために行うべきものである．

　VPIの状態での無声blowing動作による訓練には注意がいる．すなわち，既述（3章参照）したように，VPIの重症度が低い場合（境界線上VPI）には，口腔内圧に応じて口蓋帆挙筋活動が高くなるため，最初は低圧でのblowing（soft blowing）から始め，徐々に口腔内圧を上昇させることで口蓋帆挙筋機能の訓練とすることが可能である．しかしながら，VPIが重度である場合（実質的VPI）にはblowing

---

Memo 7-1　観血治療後のblowing訓練はsoft blowingから始める

　口蓋裂一次手術後に経験豊富な言語聴覚士職は，身体的介入直後の訓練としてblowingを選択した場合，軽く吹ける笛やコップの底にわずかに水を入れてストローでブクブクさせる訓練を指示し，決して強く吹く訓練（図7-1）を指示しない．この方法の妥当性は，口腔内圧とVPFとの関係を知ることで理解できる．

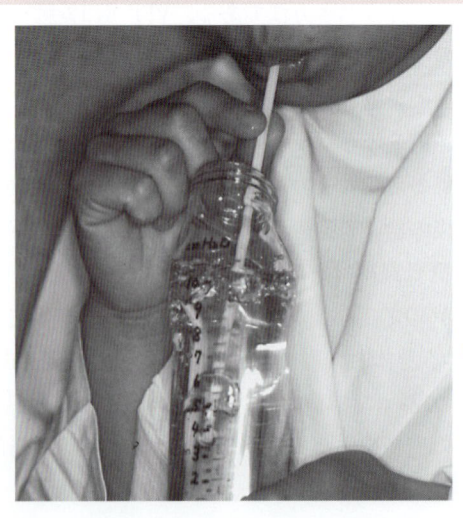

■ 図7-1　容器に入れた水をストローで吹く訓練
　VPIの重症度が高くなると，口腔内圧を高くしてblowingすると口蓋帆挙筋は活動を低下させるため，訓練効果が低下する．

時の口腔内圧に口蓋帆挙筋活動は相関せず，しかも活動量は，ほぼ活動していない状態に近くなる．すなわち，実質的VPIでは口腔内圧を変化させてblowingさせてもVPFを賦活できず，むしろ効果がないことを示している．したがって，重症例では少なくとも境界線上のVPI程度まで補完された状態にしておいてからblowing訓練を開始するべきであろう．

Memo 7-2　嚥下障害に構音訓練は有効か？

■ **構音訓練自体では嚥下障害は改善しない**

嚥下障害の治療法として構音訓練を挙げているテキストがあるが，注意が必要である．基本的に構音動作とは，「構音器官どうしを接触または狭小化させた部分より後方に呼気により口腔内圧を上昇させ，個々の子音の固有の高さの圧になった際に雑音を形成して子音を作り，直後に声帯を閉じることで呼気により喉頭原音を作り，口腔（鼻音では鼻腔も）に共鳴させて母音を作る作業」である．したがって，構音訓練自体で嚥下機能が改善するのではない．構音訓練が有効である嚥下障害とは，非経口摂取状態（たとえばNGチューブやPEG）で長期経過し，唾液程度（1回嚥下量が少ないので，軟口蓋の挙上量は少なくてよい）の嚥下によってわずかにしか軟口蓋が挙上運動していなかった場合などである．すなわち，口峡の開大量が少ないことでVPFに関わる筋群（特に口蓋帆挙筋と口蓋舌筋）が廃用性に変化して，口峡の開大が障害されているような場合には有効かもしれない．すべての嚥下障害に構音訓練が有効であるとはいえない．

■ **気管カニューレ長期留置例に発声訓練は有効**

気管カニューレを長期に留置していた症例でも反回神経麻痺がない場合には，唾液嚥下時に声帯閉鎖することができている．しかしながら，留置中には発声していないために，声門閉鎖した状態で声門下圧を上昇させることがない状態で経過する．そのため，上昇する声門下圧に抵抗して声門の閉鎖状態を維持するだけの声門閉鎖筋の筋力は低下する．この場合には口腔内圧も上昇していなかったと考えられるため，口蓋帆による口腔鼻腔分離のための強度も低下していると考えられる．したがって，カニューレ抜去後に声帯閉鎖筋の機能を向上させるために発声訓練は有効であると思われる．

■ **speechと嚥下時とでは軟口蓋の運動様相は異なっている**

speechの際には，VPFに関わる筋群の中で口蓋帆挙筋，口蓋舌筋，口蓋咽頭筋が同時に作動して軟口蓋を上下から引っ張るようにして，その挙上レベルを決定している[2]．嚥下時には口蓋帆挙筋が活動して口峡を開大した後に，個人ごとの固有の時間差で奥舌が挙上して軟口蓋に接触する[3,4]．したがって，speechと嚥下時での軟口蓋運動（口蓋帆挙筋）と舌運動（口蓋舌筋）の時系列で見た調節様相は，相互に異なっている．このことからも，適応を考えない構音訓練は控えるべきである．

2 発音補正（補助）装置（スピーチエイド）

speechを補完するための口腔装置はすべてスピーチエイドとなるが，ここでは，口蓋裂術後に用いる残遺孔閉鎖床と上顎欠損例に用いる顎補綴装置を除いて，境界線上のVPIに用いる軟口蓋挙上装置（palatal lift prosthesis：PLP）と実質的VPIに用いるバルブ型装置の2種を扱う．

A 軟口蓋挙上装置（PLP）（図7-2）

一般的に軟口蓋長が口腔咽頭分離するうえで十分でありながら，何らかの原因によって閉鎖が不十分であったり，閉鎖強度が低下していることで，VPIを呈する場合に用いられる．口蓋床から軟口蓋方向に延長させた「軟口蓋挙上子（velum section）」によって，軟口蓋を閉鎖平面である口蓋平面まで挙上することで目的を達する．したがって，口蓋裂のみならず，軟口蓋の挙上運動機能が低下しているような脳血管障害後や外傷性頭部障害による運動性構音障害例，ALS（筋萎縮性側索硬化症）のような球麻痺症状を示す神経筋疾患などにも用いられる．しかしながら，PLPは，言語病理やVPFに関わる生理を無視した作成法であると効果は期待できない．特に，装置の最終的な形を1回の技工操作（一回法）で作成した場合に大きな問題が生じる．

歯科や音声言語の臨床のテキストなどには，しばしば硬いパラタルバーや太いワイヤの先端にレジン製（歯科用樹脂）の挙上子を付けた装置の最終的に完成した形が示されていることがある（図7-3）[5]．最終的な完成形を一回法で作成すると，来院回数が少なくて済む半面，装置の軟口蓋挙上子の先端の形態，装置自体の維持の状態によって以下のような問題が生じる．

■ 一回法によって技工室で作成すると閉鎖不全部分の調整ができない

挙上子の幅径が小さいと，軟口蓋を挙上していても軟口蓋と咽頭後壁との接触点の両側から呼気が漏れる．一方，広すぎる場合には閉鼻声となり，流暢性に問題が生じる（図7-4）．

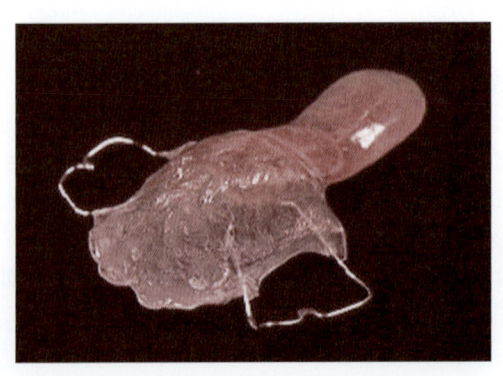

■ 図7-2 阪大型PLP
軟口蓋部を段階的に延長するため軟口蓋部と口蓋床との連結は板状になっている．

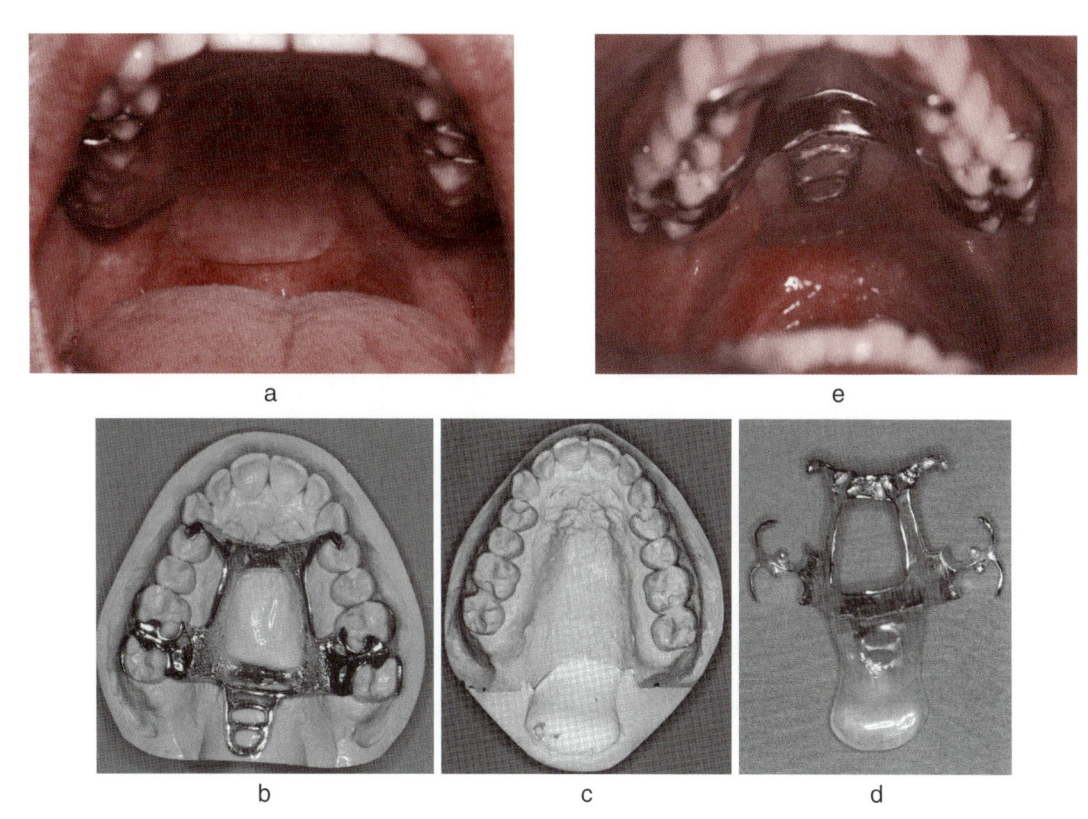

■ 図7-3 一回法で作成したPLP（文献5より）
　軟口蓋挙上子と口蓋床との連結部が固い金属で作られている．その結果，口蓋舌筋の反射性収縮を惹起しやすく，装着のcomplianceは低い．

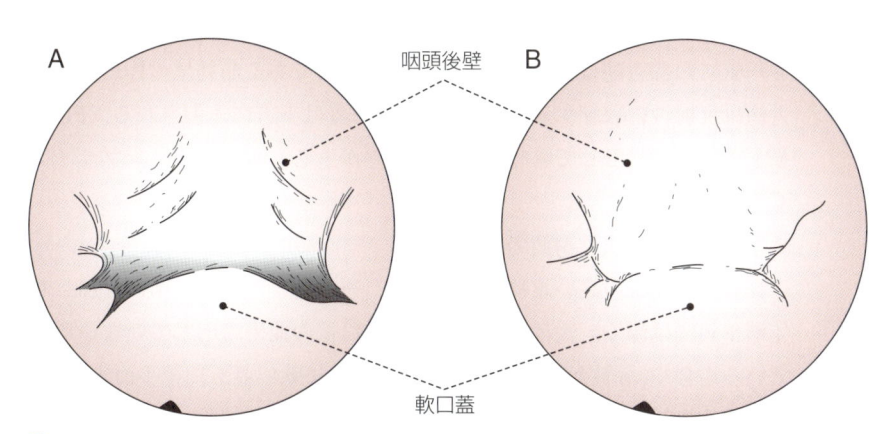

■ 図7-4　PLPの幅径の相違による安静時閉鎖状態の模式図
　A：幅径が小さすぎる場合には，活動時にも軟口蓋粘膜と咽頭後壁との接触点の左右両側に空隙が残る．
　B：幅径が大きすぎると安静時に閉鼻状態となり，流暢性が低下する．

■ 生理学的な適切な軟口蓋の挙上高さに合わせられない，適切な挙上子の効果部の長さがわかりづらい

　PLPによる軟口蓋の挙上高さは，発音時に軟口蓋の鼻腔側粘膜面が咽頭後壁と

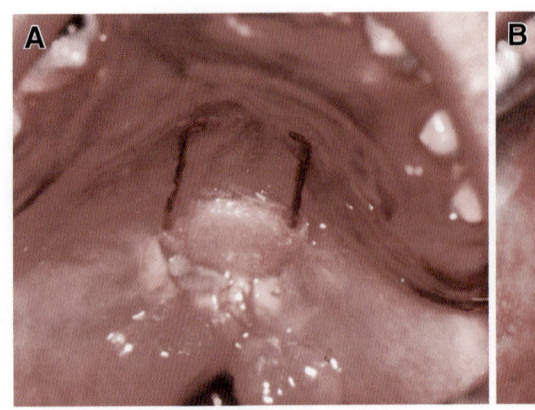

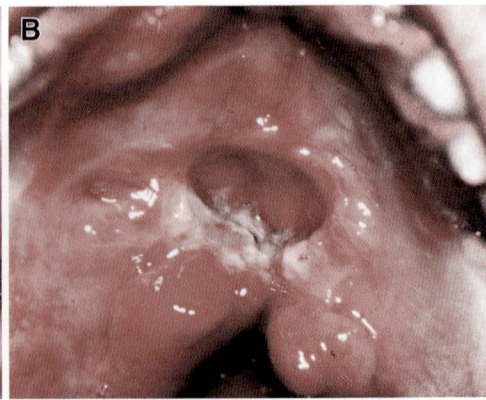

第7章 口蓋帆・咽頭閉鎖不全症の治療

■図7-5 PLPによる褥瘡
挙上子の挙上角度が急峻であると，挙上子の先端が軟口蓋に点状もしくは線状に接触する（A）ことによって軟口蓋に褥瘡が生じる（B）．

接触する口蓋平面の高さになるように調節する必要がある．しかしながら，一回法の場合，口腔外で軟口蓋挙上子を作成するため，その長さを決めることは難しく，適切な挙上高さへの調整は難しくなる．

■軟口蓋を1回で挙上した場合に口蓋舌筋が伸展される

軟口蓋の挙上高さは，主要な3つの筋肉（口蓋帆挙筋，口蓋舌筋，口蓋咽頭筋）が，あたかも pull-rod のように軟口蓋を上下から引き合うかのようにして決められる[2]．口蓋舌筋や口蓋咽頭筋に大型の筋紡錘が稠密に分布している[6,7]ことは，PLPの臨床に大きな意味をもつ．

すなわち，一回法で一気に軟口蓋を口蓋平面にまで挙上すると，挙上子によって一気に口蓋舌筋は伸展される．伸展受容器である筋紡錘の作用によって，口蓋舌筋は反射性に収縮する．その結果，軟口蓋は下方に牽引される．PLPは脱落し，挙上子は舌と接触して嘔吐反射や異物感が生じ，装着へのコンプライアンスが悪くなる．

■挙上子先端による褥瘡の発生

長大かつ剛性の高い維持部パラタルバーやワイヤーの先端に付加した挙上子の先端や辺縁は薄く，鋭縁があったり，軟口蓋の曲率に応じていない形状で接触している場合や，弾性がない挙上子により一気に軟口蓋を口蓋平面まで挙上すると，口蓋舌筋の活動によって軟口蓋は下方に牽引される結果，挙上子の先端による褥瘡が生じる（図7-5）．

B. バルブ型スピーチエイド

バルブ型スピーチエイドの歴史は古い．1728年にはすでにFauchardらによる記述がある[8]．すなわち，安定した成績が期待できる口蓋形成術（pushback法）が開発されるよりも早い時期には，歯科装置が口蓋裂の治療に用いられていた．

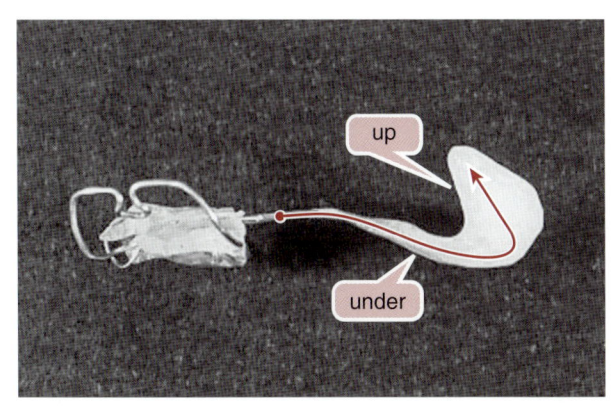

図7-6　under and up型
軟口蓋の安静時の口腔粘膜面（下垂している）に沿うように結合子を作成するため下方に向かい（under），咽頭に留置されるバルブは立ち上がる（up）．

　残念ながら当時はVPFに関して詳細には明らかにされておらず，単に裂隙を埋める装置（現在でも，バルブ型スピーチエイドのことを英語ではobturator栓塞子と称している）が主だったものであり，生理学的には誤った装置が現在でも紹介されている．また完成形を模しただけの装置がVPFの生理学を無視した方法で作成されることが，PLP同様にこれらの装置が言語臨床の現場で軽視される背景ではないかと思われる．

　第3章に記述したように，口蓋裂の場合のみならず軟口蓋欠損の状態によってVPFの調節様相は多様であるため，それに応じて装置の形状は異なる必要がある．バルブ型スピーチエイドは，図7-6に示すような形状のものが紹介されている（under and up型）ことが多い．

1　under and up型（いわゆるワイヤーバルブ型）

　このタイプは，安静状態の軟口蓋の口腔粘膜面の曲面に一致するように，バルブと床との連結子（通常，ワイヤーか歯科用パラタルバーを用いる）が作成される．このタイプを軟口蓋が比較的長い症例に用いた場合，バルブと口蓋床との連結子に発音時や嚥下時の舌背が接触することによって，次のような問題が生じる．

1）under and up型の問題

■軟口蓋は短小であるものの，/k/音構音時の舌の挙上動作が正常であり，VOTが正常な場合（開鼻声はあるものの正常な構音動作が可能な場合）の問題（図7-7）
- 床の前方での維持力が低いと床装置は転覆（ピッチング）する．
- 軟口蓋が挙上する場合，結合部のワイヤーによって舌と軟口蓋の接触が妨げられることで，構音動作が障害され，本来，舌と軟口蓋が接触閉鎖することで上昇する口腔内圧が形成されないために/k/音の明瞭度が低下する．
- 口蓋床とバルブを結合しているワイヤーの弾性が高く，維持に問題がない場合，/k/音構音時の舌がワイヤーを上方へ偏位させる．その結果，バルブの水平的中心が閉鎖平面のレベルから外れてVPIは改善しない．呼気は鼻腔に漏出するために構音エネルギーは低下し，明瞭度は下がる．

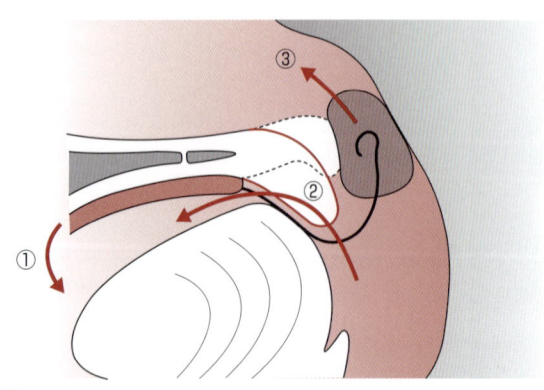

図7-7 /k/構音動作が正常である場合に生じるunder and up型の問題

3つの問題が生じる可能性がある．
①装置の維持力が弱い場合には，舌構音動作で装置は脱落する（①）．
②装置の維持が強固で連結子の弾性が低い場合には，舌背と連結子が接触することで舌は口蓋に接触できず，舌構音動作は妨害される（②）．
③連結子の弾性が高い場合には，舌構音操作でバルブは上方に偏位して閉鎖平面から外れる（4章図4-8参照）．

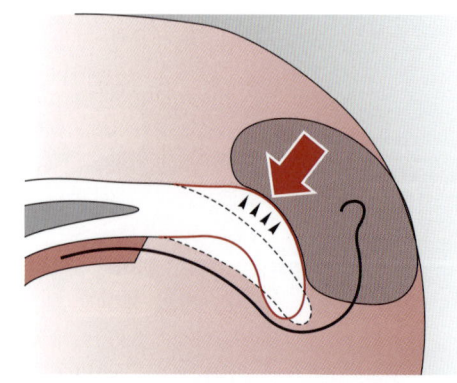

図7-8 バルブが軟口蓋鼻腔側粘膜面に騎乗している場合

軟口蓋の挙上を妨害することで口蓋帆挙筋には過重な負荷がかかり，口蓋帆挙筋活動量は高くなる結果，疲労による閉鎖不全を生じる．

- バルブが軟口蓋鼻腔側粘膜面に騎乗した状態（図7-8）であると，バルブにより軟口蓋の挙上運動が抑制される．その結果，口蓋帆挙筋の収縮方向に対する抵抗が生じたことになり，鼻腔内圧を上昇させたのと同様の状態になる[9]ことで口蓋帆挙筋活動が大きくなる．その結果，長い文章や会話レベルでは，口蓋帆挙筋が疲労することで閉鎖が破綻する可能性がある（5章参照）．

■ VPIのために代償性異常構音がある場合の問題

- VPIを改善した状態での構音訓練が必要であるが，VPIは装置で補完できたとしても上記したように，ワイヤが正常な舌構音運動を障害するため，訓練効果が期待できない．

2）under and up型の適用例

以上のように，under and up型のバルブ型スピーチエイドでの問題は，比較的長い軟口蓋を有する場合，軟口蓋の挙上運動が見られる場合，正常な/k/音構音動作である場合に顕著になる．したがって，適用できる例としては，軟口蓋が短

Memo 7-3　咽頭の印象は採取できるか？

咽頭部バルブを作成するために咽頭の印象を採取することを書いたテキスト[5]がある．しかしながら，軟口蓋の挙上レベルや咽頭側壁の内方運動の偏位量は，目的行動によって多様であるため採取することの意義はない．咽頭に印象材や印象用トレーを挿入することによって嚥下反射や嘔吐反射を誘発するため正確な印象も採取できない．

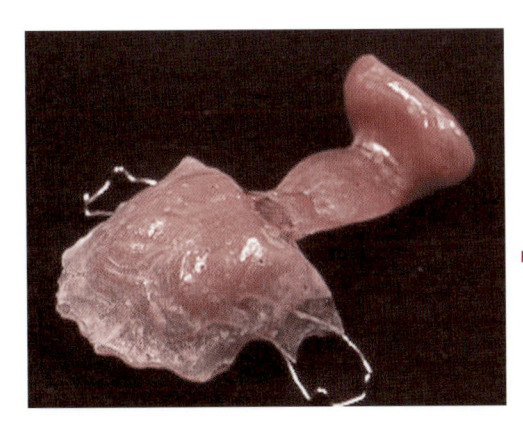

図7-9　阪大型hybrid typeのスピーチエイド
基本的には阪大型PLP（図7-2）の挙上子の先端にバルブが付属している．

く，軟口蓋の挙上運動量が少ない場合となる．このような場合には，bulbと口蓋床との連結子が短いために，仮に舌の/k/音の構音動作が正常であっても舌構音運動は妨げられない．すなわち，絶対的閉鎖不全であって，口蓋裂術後の拘縮の強い軟口蓋を有する症例，軟口蓋腫瘍切除などにより軟口蓋の器質欠損が大きい症例，舌咽神経腫瘍術後などの運動神経支配が消失して軟口蓋が萎縮したような症例である．

2　hybrid type（Bulb-PLP）[10]（図7-9）

　一回法で作成したunder and up型のスピーチバルブや一回法で作成したPLP装置の問題は，閉鎖不全の重症度に連続性があるにもかかわらず，実質的閉鎖不全と境界型閉鎖不全を相互に独立したものと考えて，まったく異なる2つのタイプの装置で対応しようとすることにある．閉鎖不全状態は，軟口蓋の実質欠損のために嚥下時以外には閉鎖が認められない実質的閉鎖不全から，blowingでは閉鎖するが音声活動では開放する場合，単音では問題ないものの連続音や一部の音素においてだけ鼻雑音が聴取される境界線上の閉鎖不全まで多様である．すなわち，VPIの重症度は明確に二分できるものではなく，連続性を有する（5章図5-5〈p.63〉参照）．閉鎖不全の様相や重症度に応じて装置の形態も調整する必要があり，バルブ型かPLP型かの二者択一の考え方では解決できない．

　したがって，以下のような考え方による装置治療が望ましい．すなわち，実質欠損の有無にかかわらず，すべての症例において共通してPLPに近似した挙上子を作成する．挙上子は平均的閉鎖平面である口蓋平面にまで軟口蓋を段階的に挙上する．これにより口蓋舌筋を段階的に伸張することになり，反射性収縮が防止できる．軟口蓋と咽頭後壁が接触するのは挙筋隆起の鼻腔側面であるので，挙筋隆起部が咽頭後壁に接触しているか否かを内視鏡で確認する．内視鏡所見に応じて装置の軟口蓋部の長さと幅を調節する．調節によっても実質的閉鎖不全部分が残存する場合には，咽頭部バルブを挙上子後端に段階的に作成する．

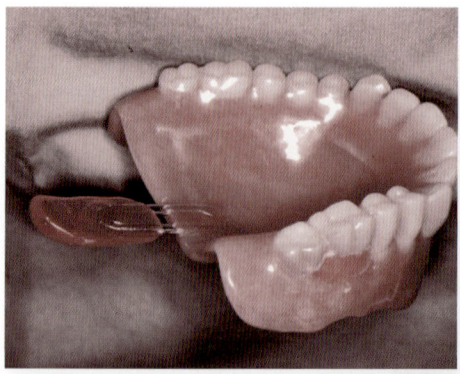

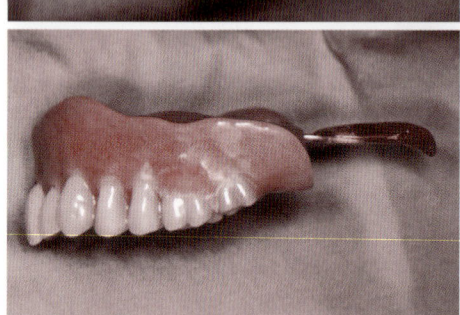

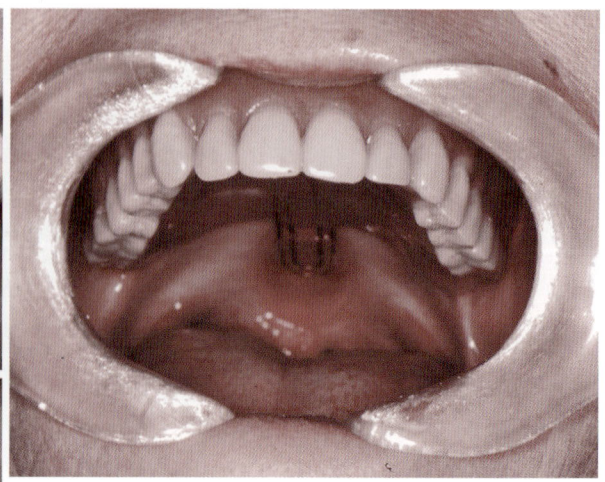

第7章 口蓋帆・咽頭閉鎖不全症の治療

■ 図7-10 総義歯でのPLP（東京歯科大学平田創一郎博士による）
可及的に広く粘膜を覆うように床を作成する．維持の強化には市販の義歯接着剤を使うこともある．挙上子の形態を軟口蓋の曲面に適合するように注意がいる．

1) 作製手順と管理
(1) 口蓋床の作成
　通常の歯科用印象材によって上下顎の印象を採取し，研究用模型を作成する．上下の咬合関係に基づいて設計を考え，本印象前に維持歯を調整する．必要であればパノラマX線写真による診断を行っておく．
　通常の上下顎印象を採取し，口蓋床を作成する．著者らは維持力の大きさから有歯顎でのクラスプは，AdamsもしくはSchwartzクラスプを用いることが多く，補助的にボールクラスプも用いる．無歯顎の場合には，可及的に床の面積を大きくとった総義歯で作成するか（図7-10），上下総義歯をスプリングで結合する方法もある（図7-11）．

(2) initial protuberance の作成
　口蓋床を装着し，軟口蓋正中線を軟口蓋から床に描記する．口蓋床から段階的に軟口蓋挙上部分を延長する最初の段階は，歯科用0.7mmコバルトクロームクラスプ線を用いて，幅約10mm，床から突出する部分の先端が硬口蓋の後縁（口蓋裂例では左右の上顎結節後縁を結合した線）より前方になるようにprotuberanceを作成する（図7-12）．ループにした部分に歯科用レジン樹脂を筆積み法で築盛する．床とprotuberanceのレジン部分の間のワイヤーは，軟口蓋部の上下角の調整のために露出させておく．この装置の慣熟装着を約2週間行う．

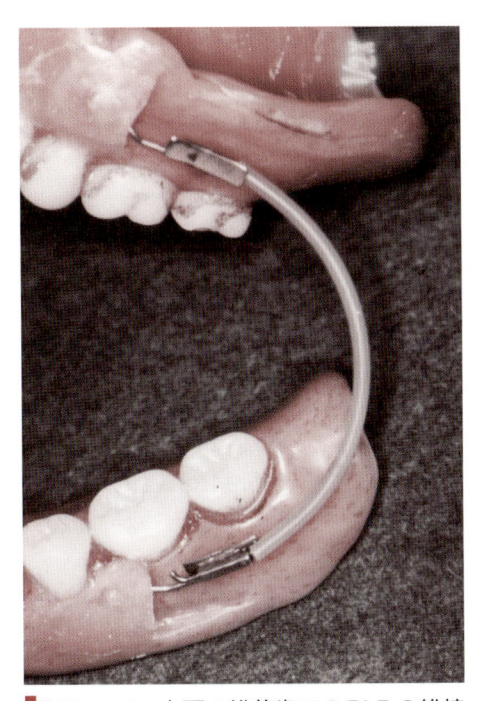

■図7-11　上下の総義歯でのPLPの維持力を向上させるスプリング
　この症例では形状記憶合金の金属線を使用した．

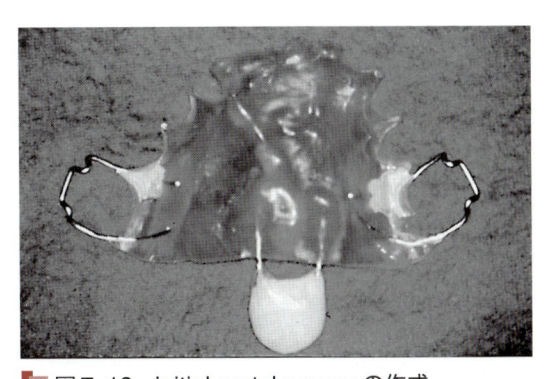

■図7-12　initial protuberanceの作成
　initial protuberanceは，症例に依存せず，幅約10 mm，床から突出する部分の先端が硬口蓋の後縁（口蓋裂例では左右の上顎結節後縁を結合した線）より前方にとどまる．

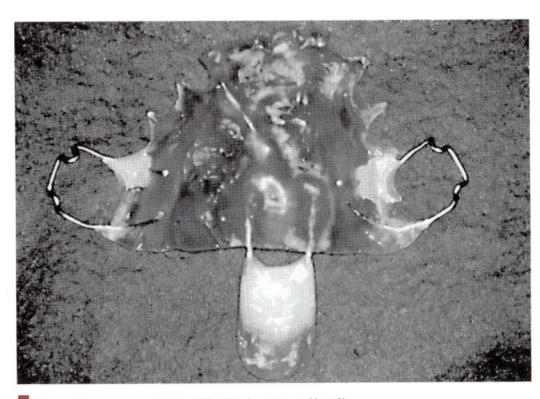

■図7-13　軟口蓋挙上子の作成
　挙上子を段階的に延長する．

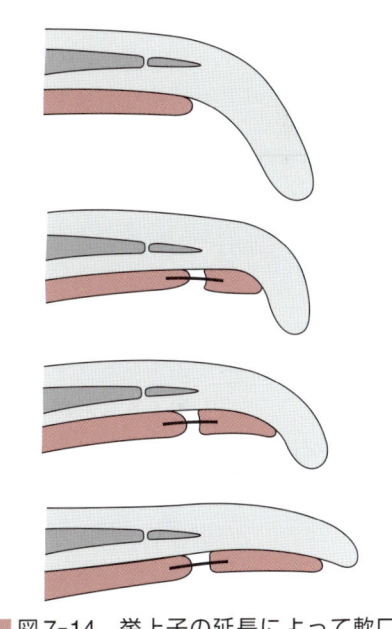

■図7-14　挙上子の延長によって軟口蓋が挙上される原理の模式図
　徐々に延長することで軟口蓋は挙上されるが，口蓋舌筋を急激に伸張しないことで反射性収縮が抑制されて装置は脱落しない．

(3) 軟口蓋挙上子の作成（図7-13）

　2週後再診時から，protuberanceを2～3 mmずつ後方へ延長する．延長する度に2週間の慣熟装着を行い，2週ごとに段階的に延長する．延長する方向は，既存のprotuberanceの後方を水平に伸ばす．水平に伸長すれば，自動的に軟口蓋は口蓋平面に平行になるように挙上される（図7-14）．徐々に軟口蓋は挙上されるため，口蓋舌筋の反射による収縮は生じない．この間，伸長する度にspeechの所見やnasometerによって閉鎖不全の改善程度を推定する．

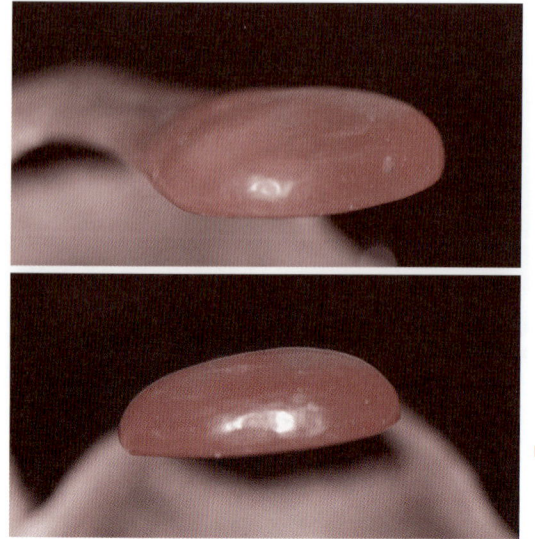

第7章 口蓋帆・咽頭閉鎖不全症の治療

図7-15 挙上子先端の表面性状の調整
軟口蓋のアーチに適合するように滑らかな曲面をもたせる.

　この段階で注意するべき解剖学的特徴は，嚥下時の口蓋腱膜（口蓋帆張筋）の下方偏位である（2章図2-11〈p.17〉参照）．すなわち，軟口蓋部を後方へ延長していく場合に，単純に硬口蓋の高さで伸ばすと嚥下時の口蓋腱膜の下方運動で装置の軟口蓋部が下方に抑えられて，軟口蓋の挙上効果が低下するか，装置の維持状態が良好な場合には軟口蓋に挙上子による褥瘡が生じる．すなわち挙筋陥凹の部分に接触するように挙上するには，軟口蓋部は口蓋腱膜の部分で一度下がり，再び挙上するような形状となる．
　このような形態上の特徴は，軟口蓋部の手術を受けていない神経筋疾患などによる運動性構音障害での閉鎖不全の改善の場合に特に留意する必要がある．口蓋裂術後患者においては，硬口蓋から軟口蓋への移行部での口蓋腱膜において瘢痕が生じていることが多く，比較的硬口蓋の高さから移行的に作成できる．
　軟口蓋を段階的に挙上する間に軟口蓋の挙上運動自体が良好になる場合がある．その結果，挙上した軟口蓋と装置の軟口蓋部との間に空隙が生じることがある．その場合にはこの空隙を埋めるようにレジン樹脂を築盛することが必要である．
　先端部の形態は軟口蓋のアーチに応じた形態とし，可及的に滑らかにするように表面を研磨して，点状や線状に装置が軟口蓋粘膜に接触しないようにする（図7-15）．

(4) 軟口蓋の挙上量の確認
　挙筋陥凹近傍まで挙上子先端が達し，肉眼的に軟口蓋が口蓋平面まで挙上された印象を得たならば，PLPを装着した状態で撮影した側方頭部X線規格写真により挙上量を確認する．挙上が不足しているのであれば用指的に軟口蓋部を挙上するか，挙上子の軟口蓋との接触面にレジンを築盛して高さを調節する．

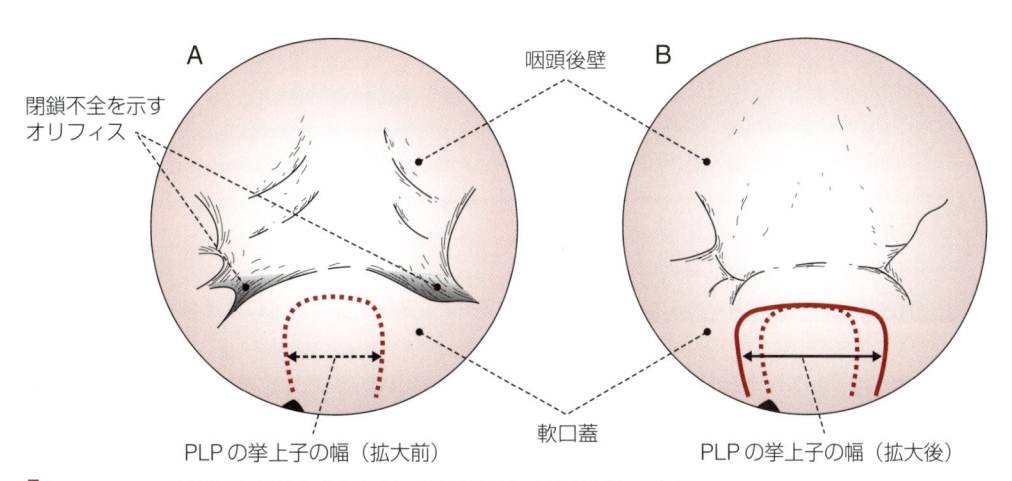

■ 図7-16　咽頭後壁と挙上された軟口蓋粘膜面の接触状態の確認
　内視鏡にて咽頭後壁と軟口蓋鼻腔側面との接触状態を確認し，接触点（面）の両側に空隙が確認できた場合（A）には幅径を拡大して不全部分を狭小化する．

（5）PLP完成時の閉鎖状態の確認

　PLPによって軟口蓋が口蓋平面まで挙上されたことが側方頭部X線規格写真によって確認できた後，内視鏡によって閉鎖状態を確認する．装着時の安静鼻呼吸時には咽頭後壁粘膜と軟口蓋鼻腔側粘膜の接触面の両側のオリフィスが開放し，活動時には咽頭側壁運動で閉鎖されることで装置は完成したとする．一方，挙上された軟口蓋が咽頭後壁に接触して接触点の両側にはオリフィスが見られるものの，活動時に咽頭側壁によって閉鎖が達成されない場合には，軟口蓋部の幅径を拡大して開放状態を改善する（図7-16）．著者らは，内視鏡を挿入した状態のままで，ブルーワックス（GC社）を装置の軟口蓋部に盛り上げながら確認している（図7-17）．幅径の調整で補完が可能であれば，そのままワックスをレジンに

Memo 7-4　装置作成段階でのnasometerによるVPF検査の際の注意

　nasometerを使用したPLPでの閉鎖効果の判定には注意がいる．nasometryでは境界線上の閉鎖部分で雑音がある場合にはスコアが低下する[11]．PLPによって軟口蓋と咽頭後壁が接触直前の閉鎖状態になっている場合（すなわちPLPによって閉鎖不全がほぼ改善される直前）に鼻雑音が聴取されるときがある．これは装置により閉鎖不全が改善しつつあるために，上昇した口腔内圧に接触閉鎖状態で弱い閉鎖強度が負けるためである．この場合にはHP文でnasalance scoreが一過性に高くなる．したがって，nasometryを用いて閉鎖状態を確認するうえで，HP文のスコアが一過性に高くなり，LP文では正常なスコアであった場合にはPLPやバルブの形態の完成が近づいたと考える必要がある[12]．nasometryのスコアが悪いからといって挙上量を強くしたり挙上子を延長するよりも，内視鏡で閉鎖状態を確認することが必要である．

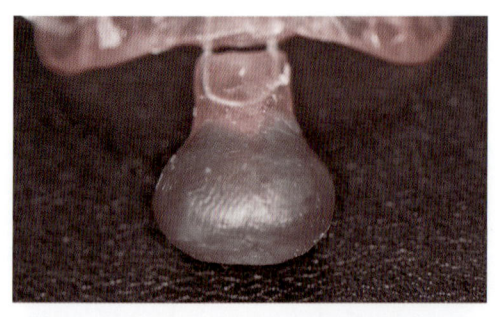

第7章 口蓋帆・咽頭閉鎖不全症の治療

図7-17 ブルーワックスによる幅径の調整

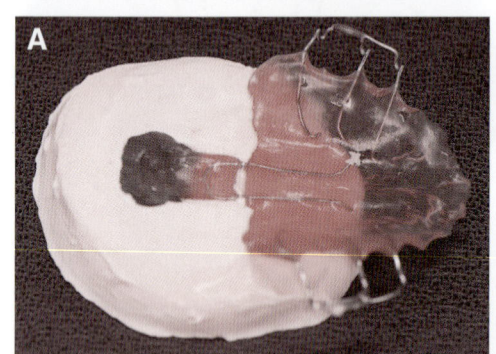

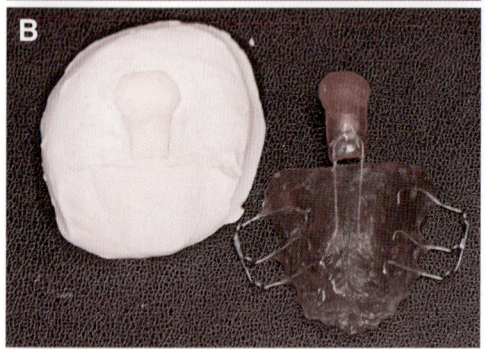

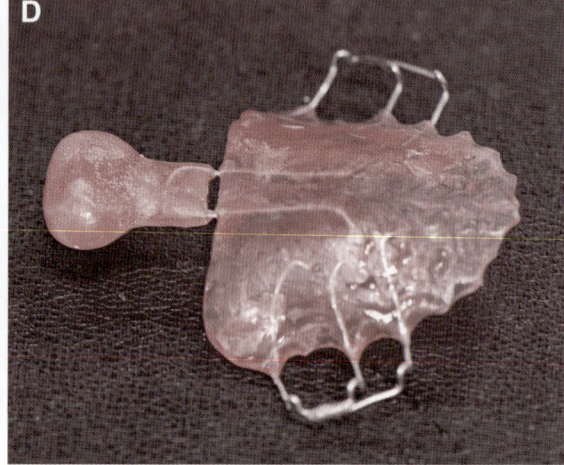

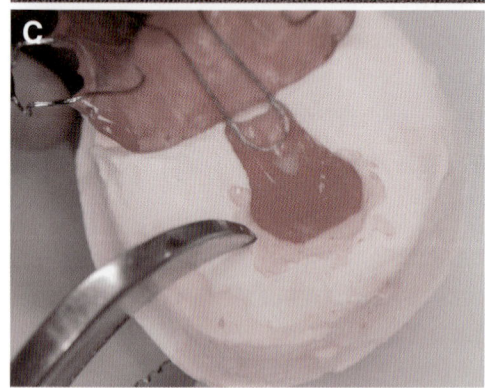

図7-18 ブルーワックスにより幅径を調整した後のレジンへの置換
　A：印象用石膏に埋没する．B：ワックスを流す．C：生じたワックスの空間にレジンを流し込み，硬化後に取り出す．D：調整後のPLP．

置換している（図7-18）．
　挙上された軟口蓋が咽頭後壁との間で活動時にも接触が見られない場合（図7-19）には，実質的閉鎖不全部分をバルブで補完することになる．

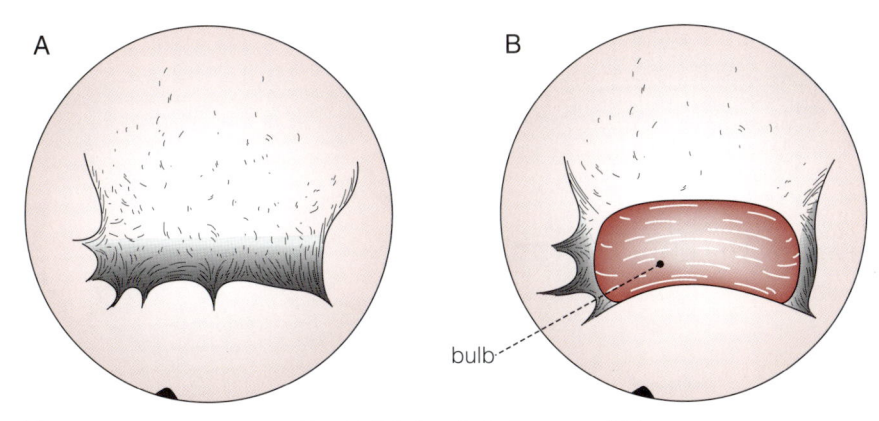

図7-19　PLPによって軟口蓋挙上後も空隙が見られる場合
適切な高さに軟口蓋が挙上されても空隙が補完されなければ，空隙をバルブで埋める．

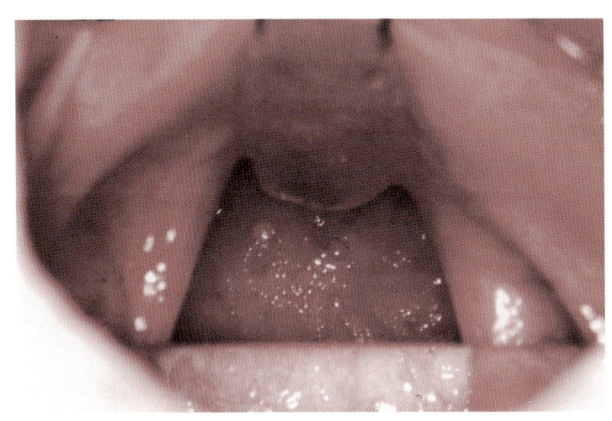

図7-20　挙上子の延長
挙上子先端が軟口蓋後縁から咽頭にわずかに出るように延長する．

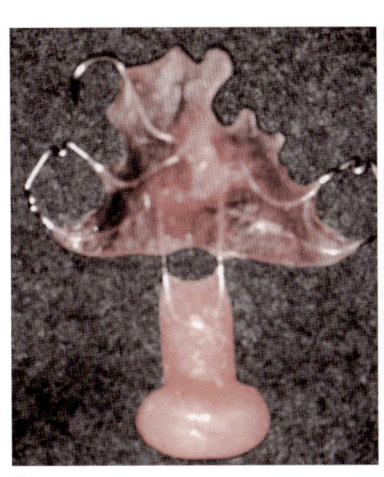

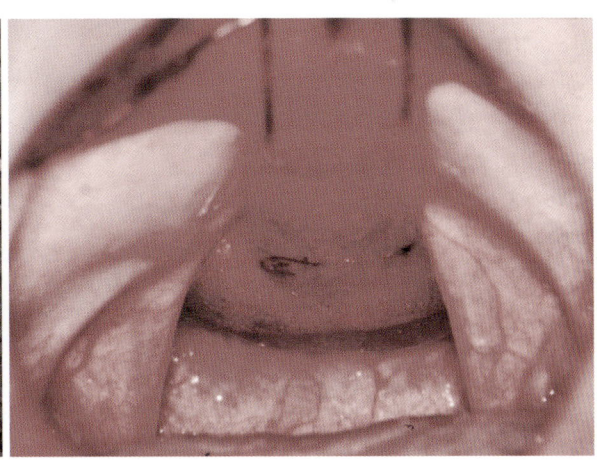

図7-21　コアの付与と慣熟のための装着

(6) バルブの付与

　軟口蓋部の先端が，軟口蓋後縁を越えて咽頭に入るように延長し（図7-20），その先端にバルブ付与のためのコア（中心部分）を作る（図7-21）．コアを付与して2週間の慣熟装着を行う．再診時に，コアの周りに義歯裏装材用の光重合レ

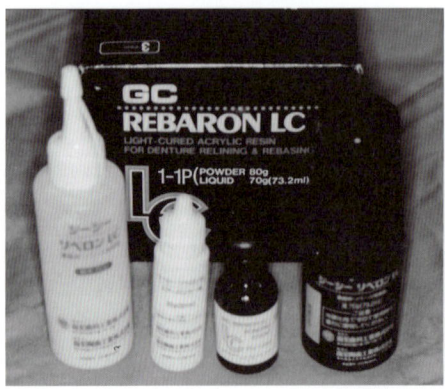

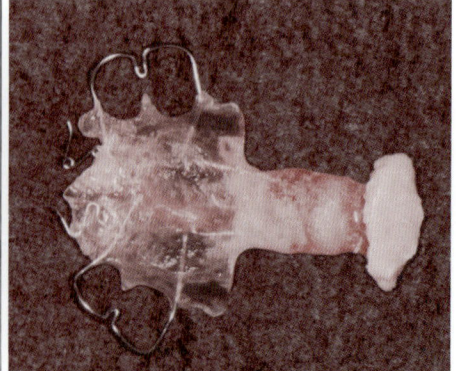

第7章 口蓋帆・咽頭閉鎖不全症の治療

図7-22 光重合レジン（GC Rebaron LC®）によるバルブ作成

Memo 7-5 軟口蓋が咽頭後壁に接触できる場合でもバルブにする場合がある

　アデノイドが正中方向に過大であって，その両側のRosenmüller窩の前方に空隙がある場合には，PLPの軟口蓋部の幅径を大きくするだけでは対応できない．この場合には，PLPの軟口蓋部のadjustable wireをやや下方に屈曲して，咽頭後壁と軟口蓋との間に実質的な空間を作り，それをバルブで補填する方が効果的である（図7-23）．

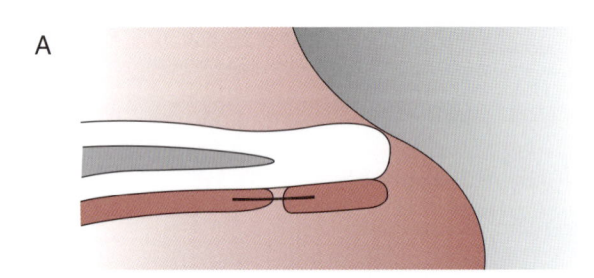

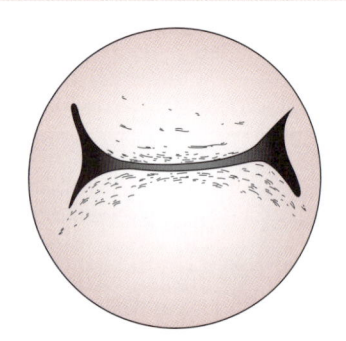

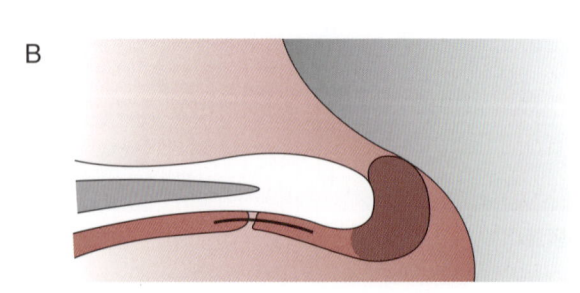

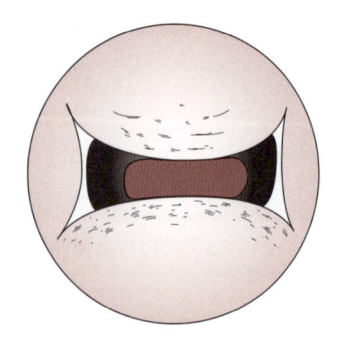

図7-23 アデノイドが大きい場合の閉鎖不全の背景
　Rosenmüller窩を軟口蓋で閉塞させることが難しい場合（A）には，adjustable wireをやや下方に屈曲して，咽頭後壁と軟口蓋との間に実質的な空間を作り，それをバルブで補填する（B）．

ジン（GC社製Rebaron LC®）を築盛する．この場合も一気に閉塞するのではなく，段階的に大きくする（図7-22）．

(7) 装置とVPFとの適合性の確認

Bulb-PLP型では，栓塞子の中心部分を口蓋平面が横切ることが必要である．横切っている場合は，バルブ周囲を咽頭側壁と軟口蓋が絞扼することになるので内視鏡を用いて確認する．

(8) 完成後の経過観察

いずれの装置も言語訓練を重ねることで，バルブ型からPLP型になったり[13]，装置が撤去できたりする[14-16]ように，VPFが賦活されることがある（その理由については後述する）ので定期的な観察は必要である．完成後も装置の維持状態，VPFとの関係の変化について，言語聴覚士職と密接な連携をとることであり，また言語聴覚士職も十分な臨床情報を提供するべきである．

口腔鼻腔分離が良好に行われた場合には口腔内圧，鼻腔気流量などの感覚情報が正しく入力されるようになるため，閉鎖機能が改善された後に長期に初期の装置が継続して使われる場合，装置が閉鎖機能をかえって阻害することがある[13]．賦活された機能に応じて装置の形態を，バルブを減量してバルブの離断からPLPへ移行するように調整しつつ，撤去をも目標に入れたプログラムが必要である．under and up型のバルブや一回法で作成したPLPの場合，機能の賦活の様相に応じて装置形態を調整できないために，同一のタイプの装置が長期に漫然と装着される場合が多くなる．

2) hybrid typeの効果

■ 予備能の増大

PLP型は軟口蓋が挙上する方向に向かうように軟口蓋を挙上して下から支え，バルブ型は，咽頭にバルブを設置することで，軟口蓋と咽頭側壁が口腔鼻腔分離するために必要な移動距離（仕事量）を減少している．軟口蓋の挙上運動も，咽頭側壁の内方運動も，主たる運動の担い手は口蓋帆挙筋である．すなわち，いずれの装置も，完全閉鎖するための口蓋帆挙筋の仕事量を減少させている．

舘村ら[17-23]，Tachimuraら[24-28]は，装置装着に伴う口蓋帆挙筋活動の変化に

Memo 7-6　バルブには硬い樹脂か軟性の樹脂か？

バルブを軟性の樹脂で作成するようにしている施設もあるようだが，閉鎖強度を高くするためには，「硬いものどうしで軟らかいものを挟む」ことが必要である（2章図2-3〈p.9〉参照）．筋肉は収縮すると硬くなる．咽頭側壁が内方運動し，軟口蓋が挙上した際には口蓋帆挙筋は収縮して硬くなっている．したがって，硬いバルブ表面に硬くなった口蓋帆挙筋が軟らかい咽頭粘膜を挟み込んで押しつけることで走行するため，柔らかい樹脂をバルブに用いても効果はない．

ついて検討している．装置装着時のblowing作業での口蓋帆挙筋活動は健常者と同様に口腔内圧と相関するようになり[17, 24]，音声活動での筋活動も健常者と同様に最大筋活動の約40％程度になること[18, 25]，さらにVPI例では障害されていた音素と筋活動の関係が正常化することを報告している[19, 26]（6章図6-17〈p.95〉参照）．すなわち，装置によって口腔鼻腔分離されることでVPFの調節に必要な感覚情報が正常に入力されるようになり，さらに口蓋帆挙筋は，VPIの状態のときよりも小さな筋活動で目的（完全閉鎖）を達することができるようになる．

■感覚情報入力の様相の正常化

口腔と鼻腔が結合している状態では口腔内圧の変化に応じた口蓋帆挙筋活動は見られない[17-24]．また正常な調節機能では，鼻腔気流は口腔鼻腔分離している状態での閉鎖強度の低下を示すcritical factorとしての役割を担い，閉鎖強度を上昇させる[29-33]．口腔と鼻腔が結合されていると，この機構は作動しない．適合性の高い装置が装着されると，口腔内圧は上昇し，鼻腔内へ呼気が流入しなくなる．その結果，空気力学的に口腔鼻腔が分離されると正常な感覚情報をVPFの調節系に伝達できるようになり，感覚運動統合も適正化する．

■易疲労性の改善による構音訓練の成績向上

装置装着によって予備能が大きくなることは，口蓋帆挙筋の疲労性も軽減されると考えられる．舘村ら[21]，Tachimuraら[28, 34]は，装置の装着・非装着状態での連続活動時の口蓋帆挙筋活動の疲労性について，作業量の時間変化[34]と疲労の指標であるMPF（mean power frequency：平均パワー周波数）を用いて比較[21, 28]している．その結果，装置を装着して予備能が大きくなると，連続活動でも易疲労性が軽減されることが示されている．

このことは，装置を装着して疲労性が軽減されれば連続活動が可能になることを示している．すなわち，装置装着によってさまざまな強度の負荷をもつ訓練（強圧によるblowingやpuffingなどを含む）を行っても口蓋帆挙筋を疲労させないため，構音訓練の効果を増強できる．VPI例に構音訓練する場合，装置を用いることで多様な強度の負荷をかけるプログラムが可能になる．

Memo 7-7　装置の効果の背景

スピーチエイド全体としてのVPF賦活効果についての成績は，口蓋裂一次手術後の口蓋裂例が4歳時から装着して構音訓練を行った場合に，装置が撤去できるまで機能が改善することが報告されている．福田らは約14％[15]，山下らは30～40％[16]と報告している．Bulb-PLP単独での成績の報告はないが，おおむねこれに準じると思われる．このような効果は，装置装着による予備能の増大に伴って疲労性が軽減し，構音訓練の効果が増強された結果であると思われる．

3 保存的療法

A. 発音補助装置を用いた積極的なVPF賦活療法（バルブ削除療法）

バルブを用いて訓練を続けた場合，装置が撤去できたり，軽度不全例に用いるPLPになる場合もある．装置の装着によってVPFは変化するために，その変化に応じて装置の調整が必要であるが，装置の効果部（挙上子，栓塞子）を積極的に削除して小さなサイズにすることで，より閉鎖機能を誘導する方法がある．Blakeley[35]，Weiss[36]，Wongら[37]，舘村ら[38]は，装着を継続している例では，バルブを削除する必要があるまで機能が賦活される経験を基本にして，積極的にバルブを削除することで正常なVPFに誘導できる可能性を指摘している．McGrathら[39]は，バルブ削除療法の効果の背景が，削除によって消失した咽頭感覚を補完するために活動を増強させるのではないかとしているが，生理学的には検討していない．バルブ削除量についてMcGrathらは，閉鎖性子音表出時にわずかに鼻雑音が聞こえる程度になるよう勧めている．この概念は，既述した空気力学的要素と口蓋帆挙筋活動の関係からは合理的であると思われる．すなわち，わずかに呼気がバルブ周囲から鼻漏出して鼻腔気流量が生じると，VPFの調節機構は閉鎖強度が低下したと感知して，口蓋帆挙筋活動を高めるため[29-33]，運動療法になると考えられる．

1 バルブ削除療法の原理

健常者であろうが装置装着例であろうが，口腔鼻腔分離ができている場合に鼻腔へ呼気が漏出すると口蓋帆挙筋活動は高くなることについては前述した．すなわち，装置装着と訓練によってVPFの調節機構が正常になっている状態で，バルブを削除して鼻漏出が生じると口蓋帆挙筋は活動を上昇させる．したがって，装置装着下にわずかに鼻漏出がある状態にすると口蓋帆挙筋活動は上昇することになり，筋機能の賦活効果が期待できる．しかしながら，大きく鼻腔に漏出させた場合には，実質的閉鎖不全状態になるため筋疲労が生じることになる（3章参照）．その結果，訓練効果は期待できない．McGrathら[39]が「わずかに鼻雑音が生じる程度」としたのは合理性をもっている．

この原理からすると，PLPでも挙上子の幅径を減少し，さらに長径を短縮することによって，バルブ削除療法と同様の効果が期待できると思われる．

2 著者らのバルブ削除療法

装置装着中の閉鎖運動を内視鏡を用いて確認し，バルブ周囲を軟口蓋と咽頭側壁が強く絞扼して，軟口蓋や咽頭側壁が盛り上がったような閉鎖をしている場合，

第7章 口蓋帆・咽頭閉鎖不全症の治療

最も強く絞扼している部分のバルブをチェアサイドで削除する．削除の量は，内視鏡上で高い口腔内圧を必要とする speech sample（たとえば /s/，/ts/ など）を表出した際にわずかに呼気がバルブ周囲から漏れるようにしている．この際，すべての子音で漏れるのであれば削除が過剰であり，まったく漏れないなら不足している．

B CPAP（continuous positive airway pressure：持続的鼻腔内陽圧負荷）を用いた賦活法

Kuehn が報告した運動負荷療法である[40, 41]．軟口蓋によって口腔鼻腔が気密に分離されている場合，鼻腔内圧を高めると正常な VPF の場合には，口蓋帆挙筋活動が上昇する[42]．これに基づいて，閉塞性睡眠時無呼吸症の治療に用いる CPAP 装置を利用して，前鼻孔から鼻マスクを用いて空気を鼻腔内に吹送しながら，規定の練習用フレーズ（表 7-1，7-2）を表出することによって口蓋帆挙筋活動を促して予備能を増大させようとするものである．Kuehn らは，単音では閉鎖できるものの連続音の表出では鼻雑音を聴取するような症例を適応としている．

1 適応例

CPAP の適応としては，咽頭以外に鼻腔と口腔を結合する部位（たとえば口蓋残遺孔，顎欠損）がなく，代償性異常構音が認められない条件で，以下のような VPI である．
①境界線上 VPI（SBNA，ABNQ）．
②単音では完全閉鎖が可能であっても，連続音や会話において閉鎖強度が低下するような選択的 VPI．
③発音補助装置を装着したが境界線上の VPI が示唆される場合．
④咽頭弁形成術後に境界線上の VPI が示唆される場合．

2 非適応例

適応にならないのは鼻腔内圧を高めることができない場合である．
①実質的 VPI 例．
②咽頭以外に口腔と鼻腔が結合する部位がある場合．たとえば，口蓋残遺孔や上顎欠損がある場合．ただし，閉鎖床や顎補綴装置などで暫間的に閉鎖され，口腔内圧も鼻腔内圧も上昇させることが可能な場合には，この限りではない．

3 方法

CPAP 装置によって上咽頭から中咽頭に空気を流入させながら作業用の無意味単語を発音させると，軟口蓋，咽頭側壁，咽頭後壁の運動によって咽頭は狭小化するために，鼻腔内圧はより上昇する．挙上した軟口蓋には鼻腔側から圧が負荷

表7-1 Kuehnらの提案したCPAP訓練のためのフレーズと文章

以下の8単語を含む50の無意味単語（VNCV）

amtay
eenchee
ansa
umthah
eempay
ahngfu
onvu
ongdah

以下の6つの文章

Mary plans to come.
Bud took the coat.
He found himself alone.
Keep everybody out.
Long samples are needed.
She took her brother.
(six sentences per set)

表7-2 阪大版CPAPフレーズ

54の無意味単語（CNC）

インキ　インク　ウンキ　ウンク
インチ　インツ　ウンチ　ウンツ
インジ　インズ　ウンジ　ウンズ

6つの文章

きつつきが　きをつつく
すくすくそだつ
さんすうのせんせい
つくえのうえに　つみきをつむ
ちちうしのおちちを　しぼる
おおさかしの　しちょうしゃ

されるために，閉鎖状態を維持するためには口蓋帆挙筋はより高い筋活動を必要とし，筋機能は向上する．実際にはKuehnらの想定した接触性閉鎖ができずにわずかな閉鎖不全部分があっても，軟口蓋が挙上して閉鎖に近い場合には，挙上する軟口蓋は中咽頭方向に流れる鼻腔からの気流の抵抗となって鼻腔内圧は上昇し，口蓋帆挙筋の活動をさらに上昇させることが必要になることで筋力は鍛えられる．具体的には鼻腔内圧を高めるために，閉鎖性子音（軟口蓋は挙上する）の間に鼻音（軟口蓋は下垂する）を埋め込んだ無意味音節（/CNC/）を表出させ，鼻音（軟口蓋は下垂している）の後の閉鎖性子音（挙上している）表出時に，より高い口蓋帆挙筋活動が必要になることで訓練するものである．当初は4 cmH$_2$Oから始め，徐々に鼻腔内圧を高めていく．表7-1はKuehnらのオリジナル，表7-2は著者らが使用している練習用フレーズである．

4 成績

Kuehnらの成績では，43人中12人にnasalance score上で改善が見られる[41]．原らは，10人の境界線上VPI例に用いて，CPAP後4人にnasalance score上での改善を認めている[43]．

5 CPAPの問題

CPAPは鼻腔および上咽頭に空気が閉じ込められる必要がある．そのため実質的閉鎖不全であった場合には咽頭から口腔内に空気が逃げることで鼻腔内圧が高まらないため効果は期待できない．口腔鼻腔分離が達成されている状態で鼻腔内圧を高めすぎた場合には，口蓋帆挙筋活動が高くなる[42]ため疲労する可能性が

ある[9]．個人ごとに鼻腔と上咽頭の容積は異なり，口蓋帆挙筋の易疲労性も異なると考えられるため，CPAPの持続時間や鼻腔内圧の高さの調節について個人ごとに調節するための概念が必要であるが，まだ確立されていない．

C. 内視鏡を用いた visual training

　内視鏡を用いて自分自身の軟口蓋，咽頭側壁の運動を観察し，指示に従って閉鎖感覚を獲得するトレーニング方法である．このトレーニング法が成功するためには，「閉鎖に必要な十分な組織量と運動量」が必要である．すなわち，嚥下動作を除き，blowingでの閉鎖か鼻音を除くいずれかの単音節（有声，無声にかかわらない）での閉鎖が可能であることが必要である．

　この条件が満たされれば，PLPやスピーチエイドなどによってVPFが補完されている場合も適用することが可能である．具体的なトレーニング方法は，閉鎖状態によって相違する．

1　適応例

　visual training（VT）が有効であるのは，以下の3つの場合のいずれかである．
　①無声blowingで閉鎖するが，母音，有声blowing，閉鎖性子音では閉鎖しない．
　②無声blowingと単音節では閉鎖するが，有声blowingと連続音では閉鎖しない．
　③閉鎖性子音での子音部では閉鎖するが，母音部で閉鎖強度が低下する．
　したがって，①境界線上のVPI，②音素依存性にVPIとなる選択的VPI，③なんらかの医学的介入（咽頭弁形成術，スピーチエイドなどの装置治療）後も，閉鎖強度が低く，高い口腔内圧を必要とする音素において鼻雑音が生じる場合，④閉鎖運動が見られない実質的VPIで大型の咽頭部バルブにより極めて気密に口腔鼻腔分離されている場合である．

2　訓練方法

1）無声blowingで閉鎖する場合

　①無声blowingを持続することを指示し，閉鎖を確認させる．
　②閉鎖を維持することを指示して，blowing中に/ɯ/を表出させて/Φɯ/の動作を作らせる．有声blowing/Φɯ/を持続すると/ɯ/の持続発声になる．そこから持続的/Φɯ/〜/ɯ/と高舌位母音単独での閉鎖を誘導する．
　③/Φɯ/から始めた/ɯ/の表出中に，上下口唇を接触させて［pɯ］表出時の口腔内圧の上昇感覚，口唇の破裂感覚を自覚させる．自身での破裂感覚の誘導が難しい場合には，術者が用指的に下口唇を断続的に上口唇に触れさせて［pɯ］の表出を自覚させる．この間，対象者には軟口蓋が咽頭後壁と閉鎖している画像を確認し続けることを指示しておく．

④上下口唇を強制的に閉鎖することで，口腔内圧を上昇させても閉鎖が破綻しないように呼気流を維持し続けるように指示する．

⑤持続的な［pɯ］表出時の閉鎖と破裂感覚を獲得できれば，断続的な［pɯ］単音節の表出においても閉鎖状態が維持できるように訓練する．他の子音についても，構音獲得過程に従って，最初は無声での表出から始めて有声に導く．

2）無声blowingと単音節で閉鎖するが，有声blowingと連続音の表出では閉鎖していない場合

①弱圧での無声blowingを指示し，blowingを維持している最中に口唇破裂音単音節の連続表出（ppppppp）を指示し，口腔内圧の上昇感覚と弱圧での閉鎖を維持することを画面上で確認する訓練を行う．

②無声子音/p/の断続的表出が可能になれば，単音/p/表出後に/ɯ/を後続させる．聴覚的には無声p→/Φɯ/→/ɯ/のようになる．

③安定して単独で/ɯ/となるよう/pɯ/から/ɯ/への移行時間を短縮し，/pɯ/から/ɯ/へ移行する際に休止をとり，不連続的に/ɯ/の表出を獲得させる．

④/ɯ/での閉鎖が可能になれば，/ɯ/の閉鎖を意識させつつ，/ɯ/〜/i/，/ɯ/〜/e/と連続的に母音の口形を変化させて展開していく．

3）閉鎖性子音の子音部では閉鎖するが母音部では開放する場合

①閉鎖状態を維持して無声の/p/の連続表出（ppppppp）を指示する．

②閉鎖が可能になれば/p/での口唇破裂動作をしたまま無声blowingさせる．blowingでの閉鎖を維持するよう指示する．

③無声blowingが可能になれば上記①，②に準じて訓練する．

4 観血的治療

　　観血的治療法の代表は，口蓋裂手術（再口蓋形成術），咽頭弁形成術，咽頭形成術である．再口蓋形成術は口蓋裂一次手術と同様であり，この詳細については口蓋裂治療の専門書にゆずる．ここでは咽頭弁形成術と咽頭形成術を取り上げる．

A. 適応例

いずれの方法であっても，それが適応される条件は以下である．

①他のいかなる非観血的方法を長期的に用いてもVPFの改善がまったく期待できない．

②生涯にわたって効果が維持されることが期待できる．

③恒久的な二次障害を与えないことが保証される．

④咽頭弁形成（移植）術では機能が賦活された場合には術前の状態に戻れる．

実際にはこれらすべてを満たせる観血処置は存在しない．特に咽頭弁形成術では，咽頭部に非生理的な構造を作ることになるため，呼吸機能への影響は多少なりとも必ず生じる．咽頭弁形成術も咽頭形成術も，術中に「どの程度咽頭を狭小化すると，speechの問題が改善できるのか」を知ることはできない．その結果，強く狭小化した場合には閉鼻声となり，重篤な場合には鼻呼吸が障害され，睡眠時無呼吸症を新たに生じる可能性がある[44-51]．

一般的に構音機能の評価が行われる4歳時においてVPIと診断された場合，即座に観血的処置に訴えるのではなく，まず他の保存的，可逆的な方法でVPFを賦活することによって，観血処置以外に方法がない症例に絞り込んでおくことが望ましい．

Sheltonらは，バルブ削除療法を含む装置治療ではVPFが賦活される場合があり，VPFの賦活を目的とするうえでは構音訓練やblowingなどの筋訓練よりも合理性があるとしている[52]．咽頭弁手術の前に他の非観血的治療法〔装置治療，CPAP療法，visual training（VT），speechの訓練〕を行うことでVPFを賦活しておき，その後に咽頭弁手術を行うのは，手術成績を向上するうえでも勧められる方法である．咽頭弁手術の場合，術後の構音機能の成績は術前の成績に一致することから，咽頭弁手術の成績の向上には望ましいと思われる．さらに，そのような症例のなかには，VPFが賦活されることで装置が不要になり[14-16]，咽頭弁手術自体も不要になる場合もあることから，生涯にわたる致命的な障害をも回避できる．

B. 咽頭形成術

咽頭形成術は，粘膜弁や筋肉弁によって咽頭を狭小化，あるいは特殊な材料（脂肪などの生体組織やシリコンなどの人工材料）を咽頭後壁の椎前筋膜と上咽頭収縮筋の間に注入することで狭小化するものである．咽頭弁形成術との相違は，軟口蓋と咽頭後壁との間に空間があるのが咽頭形成術であり，その空間を咽頭弁組織で充填するのが咽頭弁手術といえる．咽頭形成術には多くの方法が報告されている．

1 咽頭形成術が良好な成績を収めるための要件

用いた材料が正常なVPF運動を障害しないことであり，そのためにはVPFに関わる筋の収縮方向，筋組織の特性（反射性か学習性か）などを考慮して行う必要がある．よく用いられるHynes法[53]もOrticochea法[54]も，術式から解剖学的にも生理学的にもVPFを無視した方法（図7-24）であり，術後の短期的成績は期待できるかもしれないが，長期的に安定した成績となるかは議論のあるところである．

近年の咽頭形成術はもっぱら咽頭後壁と椎前筋膜との間の空隙（後咽頭隙）に

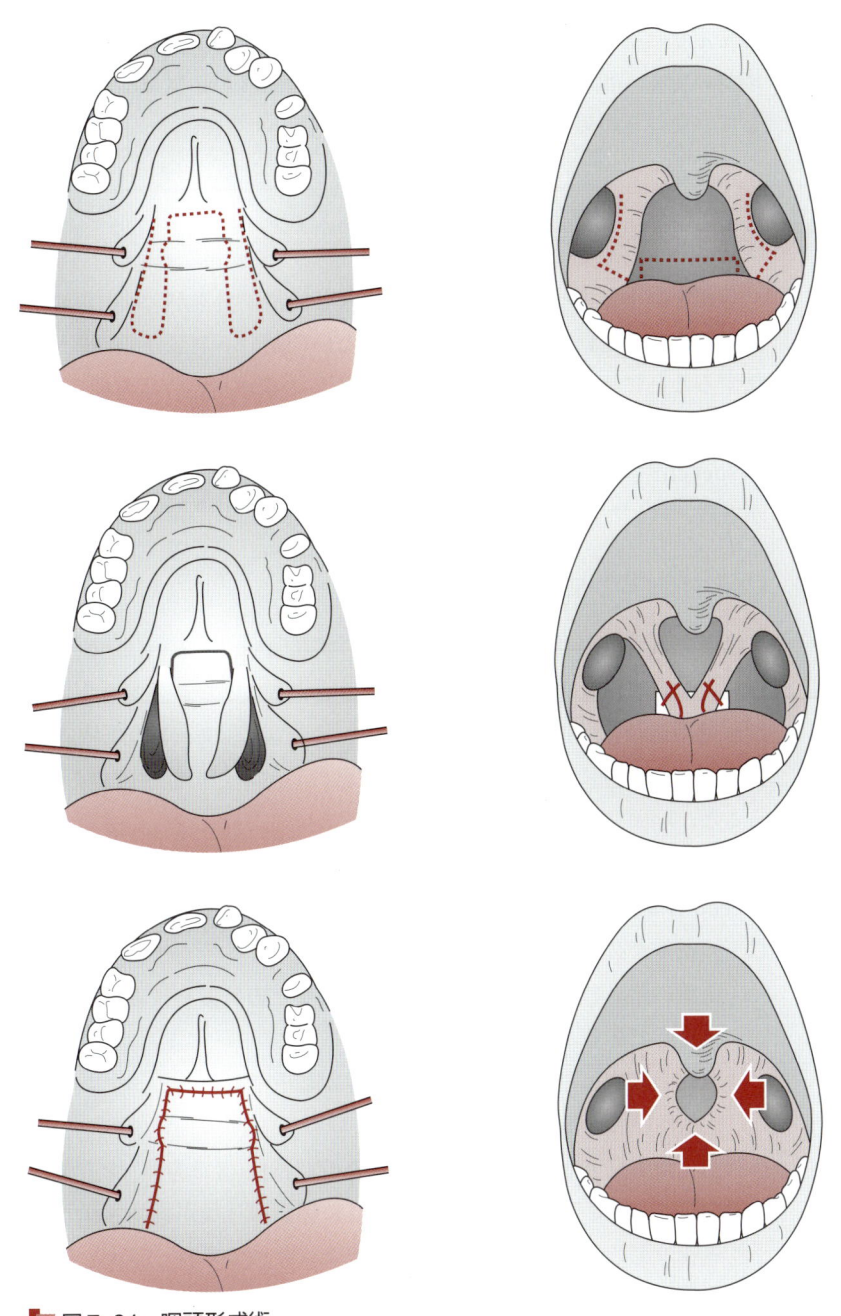

■ 図7-24　咽頭形成術
　　左：Hynes法，右：Orticochea法．

　何らかの物質（コラーゲン[55]，テフロン，シリコン，軟骨，脂肪など）を入れて咽頭を隆起させるものが多い．しかしながら，これらの材料のなかにはテフロンのように副作用や医療事故の報告のために使用が許可されなくなったものもあり，コラーゲンについても1990年以後の報告はない．注入手術の場合，適切に閉鎖強度を提供するうえで必要な注入量，注入位置についてあらかじめ知ることが難しいことや，注入後の注入材の吸収に伴うVPIの再発などの問題から，長期

に安定した成績を得ることが難しいとも考えられる．また自家組織（軟骨，脂肪）についても，音声言語機能の改善には大量の組織が必要なことや長期的には安定していないとの報告が多い．

c. 咽頭弁移植（形成）術

咽頭を狭小化するうえでは咽頭形成術と同様であるが，軟口蓋の挙上運動と咽頭側壁の内方運動によっても閉鎖できない咽頭の不全部分を咽頭弁によって狭小化することに相違がある．咽頭弁形成術後の咽頭構造は正常構造ではないこと，呼吸路の通気抵抗が高くなること，顎発育に影響することから，選択するうえではspeechへの影響だけでなく，長期的な全身機能に対する影響を考慮する必要がある．

1 咽頭弁形成術が成功するための条件

咽頭弁形成術が奏効するには，かならず咽頭弁（あるいは咽頭弁と軟口蓋の複合体）と咽頭側壁が接触して咽頭弁を圧迫することが必要である．そのため，咽頭側壁の運動性が担保されていないと，手術後のspeechの成績は変わらないことになる．さらに，咽頭側壁の内方運動のレベルが口蓋平面である[56]ことを考えると，咽頭弁の基部は口蓋平面と咽頭後壁の交点に設ける必要がある．咽頭弁手術後の言葉の成績は術前の成績に依存することから，咽頭弁形成術後に良好なspeechの成績を得ることが可能であって，かつ呼吸機能に影響しないためには以下の条件が必要である．

①術前に閉鼻した状態やスピーチエイドなどの装置を装着している状態では正常構音であること．
②鼻孔を開放した状態では開鼻声だけが聴取されること，すなわちVPIに伴う代償性構音が生じないこと（※注）．
③内視鏡所見上，閉鎖様運動が正常な時間特性（3章参照）を有すること．
④閉鎖性子音を連続表出しているときに閉鎖様運動が維持されていること．
⑤鼻音の混じった文章であっても，鼻音に後続する音で開放しないこと．
⑥閉鎖レベルである口蓋平面と咽頭後壁の交点に咽頭弁の基部を設定できること．
⑦呼吸機能に致命的な影響を与えないこと．

※注：臨床現場では，閉鼻や装置を装着している状態では正常な構音動作が可能であっても，鼻孔を開放したり装置を撤去したりした場合には，代償性の異常構音が生じる場合もある．

上記した要件のうち，特に⑥，⑦については小児の場合に特段の注意が必要な要件である．小児でアデノイドが過大で口蓋平面と咽頭後壁の交点（閉鎖平面と咽頭後壁の交点）がアデノイド上にある場合，咽頭弁の基部はアデノイド下部の

咽頭後壁に設定することになる．アデノイドが退縮する年齢に達すると，閉鎖平面（口蓋平面）と咽頭弁のレベルに乖離が生じて晩発的にVPIが再発する．

直後は，過大なアデノイドの近傍に咽頭弁があると鼻呼吸が著しく障害されるため，閉鼻声（cul-de-sac共鳴）ならびに流暢性の低下が生じる．さらに，睡眠時には，咽頭組織は弛緩することでいっそう大きな呼吸抵抗となり，無呼吸症の可能性が高まる．咽頭側壁運動が乏しい場合に開鼻声を防ぎ口腔内圧を高めるためには，幅径の大きな咽頭弁で補完する必要があるため，アデノイドが過大な場合に似た結果となる．

手術直後の閉鼻声や気道狭窄だけでなく，長期的にもOSAS（閉塞性睡眠時無呼吸症）発症の報告は多い[44-51]．咽頭弁手術における睡眠時無呼吸症のリスクを高めるものに小顎症がある．小顎症では舌根が咽頭に近接するため呼吸路が狭小化しやすく，特にRobin sequence例で一次手術後にVPIとなった場合に注意がいる．

2 咽頭弁形成術の実際

咽頭弁形成術が上記した条件を満たすためには，咽頭弁が位置的，形態的に経年的に安定していることが必要である．咽頭弁手術後に咽頭弁の位置や形態が変化する原因の一つは，挙上した咽頭弁の創面（筋面）の露出がある．露出した創面は瘢痕化し萎縮するため，咽頭側壁との間での気密な閉鎖状態が失われ，咽頭弁基部も低下する．

咽頭弁手術の歴史は，創面をいかに露出させないように被覆するかの技術の開発の歴史である．咽頭弁手術に関するテキストに，上茎弁法と下茎弁法（図7-25）が紹介されることがあるが，下茎弁法は作業時に上方に向かって咽頭を狭小化するVPFの運動方向に逆らう方向であり，さらに創面を覆うことが困難である．長期的には瘢痕化して下方に軟口蓋を牽引して，より閉鎖平面と軟口蓋と咽頭弁のレベルは乖離する．このような理由で下茎弁法については言及しない．

挙上咽頭弁の創面を覆う方法としては，①咽頭弁の長軸方向にチューブ状に巻く（tubed flap），②咽頭弁を折りたたむ（folded flap）[57]，③咽頭弁を軟口蓋に埋入する（unified velopharyngoplasty）[58]の3種以外にも，軟口蓋の鼻腔側粘膜からも弁を挙上して咽頭弁の創面を覆う方法，咽頭弁を相互に拝むようにして創面を合わせる方法などがある．しかしながら，現在わが国でよく使われている先の3

Memo 7-8　アデノイドが大きいと咀嚼障害になる？

アデノイドは中耳炎から伝音性難聴の原因にもなり，また鼻呼吸が障害されることで咀嚼障害の原因ともなる．

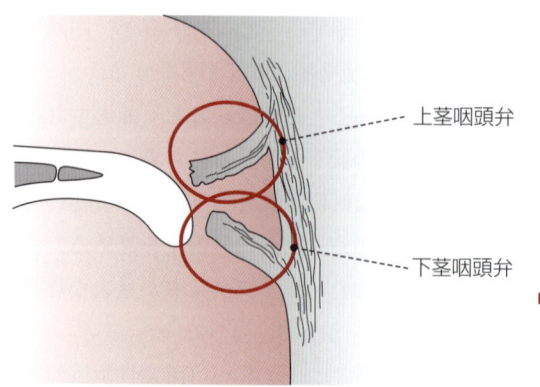

第7章 口蓋帆・咽頭閉鎖不全症の治療

図7-25 上茎弁と下茎弁
下茎咽頭弁は閉鎖機能の生理と睡眠時無呼吸症の予防からは問題がある．

つの方法について述べる．

1）tubed flap法

tubed flap法では，挙上した咽頭弁を弁の正中軸が中心となるようにチューブ状に巻き，軟口蓋を正中切開し，鼻腔側粘膜での切開創に縫合する．チューブ状に巻いてあるため咽頭弁は細くなり，その径は筋肉の厚みと弁の幅径に依存して決まる．実際に咽頭後壁から挙上できる弁の幅径は，最大でも後壁の左右のRosenmüller窩の間の距離であることで制限があり，また咽頭後壁の粘膜筋肉弁の厚みも術前には推定できない．そのため，口腔鼻腔分離のために必要なチューブの径を確定できない．すなわち，tubed flap法は信頼性に乏しい手術法であると言わざるを得ない[59]．本書ではfolded flap法とUVP法について述べる．

2）folded flap法

本法は，その名称のとおり，採取した上茎咽頭弁を折りたたむことによって創面を保護しようとするものである．したがって，口腔鼻腔分離のために必要な長さの2倍の長さが単純に必要である．軟口蓋正中を矢状方向に切開し，左右に軟

Memo 7-9　上茎弁は下茎弁より効果が高いか？

上茎弁であっても弁の基部が大きく閉鎖平面より下方にある場合には，結果として下茎弁と変わらない（図7-26）．

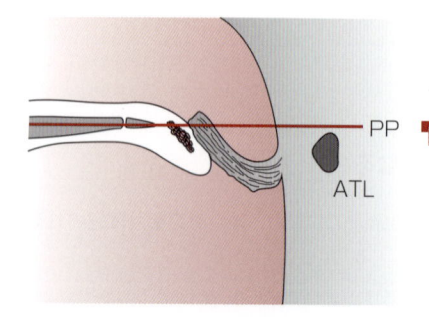

図7-26 基部の低い上茎弁
正常解剖では閉鎖平面（PP）は環椎前結節前縁（ATL）と一致するが，口蓋裂術後ではPPはATLより上方に向くことがある．ATLを基部の指標とすると，PPから外れた基部を有する咽頭弁となり，上茎であっても下茎と同じである．

口蓋を開くことで生じる間隙から咽頭弁を採取する．咽頭弁は，上咽頭収縮筋が弁側に付着し，咽頭後壁側に長頭筋と長頸筋が残るように椎前筋膜から剥離する．弁の長軸に直角に置いた探触子を挟むように上下方向に弁を折りたたみ，折りたたんだ咽頭弁の稜に相当する部分の粘膜を側方の辺縁から弁の幅径の1/3程度削ぎ落とす．鼻腔側粘膜も折りたたんだ咽頭弁の新鮮創面と接合するために粘膜を削ぎ落としておく．軟口蓋と咽頭弁の稜との創面を一致させ縫合する．

長所
- 術式が簡単である．
- 手術時間が短い．
- 手術侵襲が小さい．

短所
- 軟口蓋に設ける接合部の位置の決定が難しい．
- 咽頭側壁の内方運動によって咽頭弁を挟み込むようにして閉鎖するため，咽頭側壁運動の高さに咽頭弁の位置を合わせることが必要であるが，現実には難しい．すなわちfolded flap後の閉鎖は，挙上した軟口蓋と咽頭弁が重なり，そのうえで咽頭側壁が内方運動することで，咽頭の通気抵抗が高まることによっている．
- 不全部分を満たすうえで必要な距離の2倍長の咽頭弁が必要であるが，開口量や舌背による制限のために必要な長さの咽頭弁が採取できない場合がある．その場合，咽頭弁を引き延ばして二つ折りにすることになり，相対的に咽頭弁は細くなり通気抵抗は低下して目的を達することはできない．
- 長期経過すると拘縮によって咽頭弁は細くなる結果，嶺の部分で粘膜を削ぎ落としていない部分が開放し，呼気が漏出して鼻雑音や開鼻声が再発することがある[60]．

3）UVP（modified unified velopharyngoplasty）法

本法は口蓋裂初回手術同様に，鼻腔側口腔側に分離した軟口蓋鼻腔側粘膜に作成したrecipient siteに咽頭後壁より挙上した咽頭弁を埋入し，recipient site作成時に行う横切開により後方移動した鼻腔側軟口蓋と咽頭弁の複合体によって閉鎖不全部分を狭小化し，創面を口腔側軟口蓋によって覆うものである．オリジナルのUVP法では手術時に術後の成績を決定する重大部分の手法についての明確な記載がなく，安定した成績は期待できなかった．VPFに基づいた変法[58]によって術後成績は飛躍的に改善した．

(1) 術前準備

UVP法では経験の多寡による成績のばらつきを可及的に小さくすることと，安全に手術が可能なように術前に準備を行う．
- 側方頭部X線規格写真による咽頭弁基部の位置の確認：口蓋平面（閉鎖平面）と咽頭後壁との交点を咽頭弁の基部の高さとして弁を挙上できるように，あらかじめ側方頭部X線規格写真上で環椎の前結節と交点との間の距離を計測して

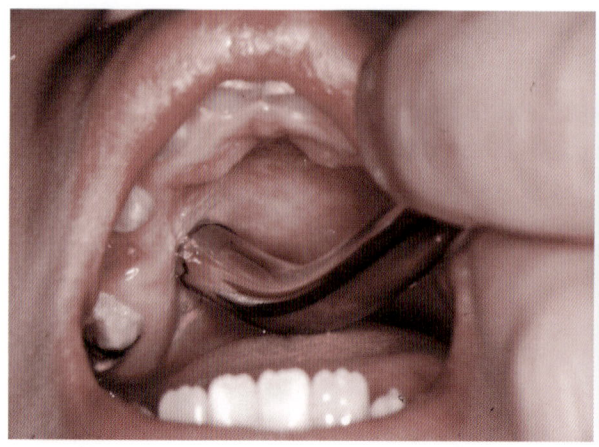

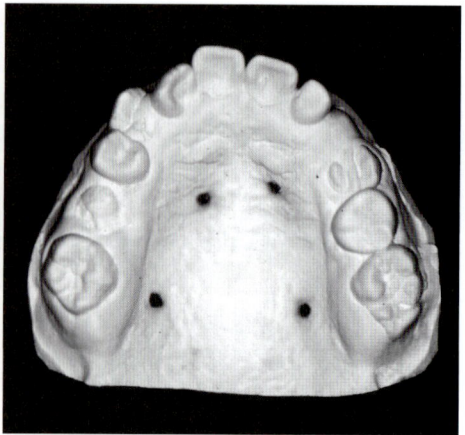

第7章 口蓋帆・咽頭閉鎖不全症の治療

図7-27 ドプラ血流計での大口蓋神経血管束の確認と，大口蓋孔の位置をマークした石膏模型
軟口蓋粘膜弁の前方限界を確認する．

おく．
(2) ドプラ血流計による大口蓋孔の位置の確認（図7-27）
　可及的に広く軟口蓋の粘膜弁を採取するためには，大口蓋孔に近接した遠心部に切開線を取る必要がある．大口蓋孔の位置を確認するうえで，著者は，確認した大口蓋孔の位置をピオクタニンでマークして歯科用印象を採取して作成した模型を切開線のデザインの際に参考にしている．
(3) 術式
①デザイン：術前にドプラ血流計により明らかにしておいた大口蓋孔の位置を口蓋粘膜上に転記し，その遠心側を通る切開線を，軟口蓋の正中切開線に連続するように描く．切開線の外側は蝶形下顎縫線までで止め，手術操作の邪魔になる頬部脂肪体が術野に現れないようにする（図7-28）．
②切開：止血のためにキシロカイン局所麻酔後，軟口蓋を正中切開する．口腔側ではデザインしたとおりに前方の口蓋粘膜弁の前縁と正中切開の交点まで切開

Memo 7-10 なぜ，基部の位置をアトラスの位置でなく口蓋平面と咽頭後壁の交点とするのか？

　正常解剖では軟口蓋挙上運動の平均的高さは口蓋平面であり，成人では環椎前結節あたりである．しかしながら，粘膜骨膜弁後方移動術で口蓋形成術を受けた症例では鋤骨に手術侵襲が及んでいるため，術後に鋤骨の前後上下方向への発育が障害される．鋤骨の垂直方向への発育障害により口蓋裂術後患者での口蓋平面は後上方に向かうことになる結果，口蓋平面（閉鎖平面）と咽頭後壁との交点は環椎前結節よりも上方に偏位する．このことは，粘膜骨膜弁による口蓋形成術を受けた場合に限って適用されるが，交点を求めることによってアデノイドなどとの関係を知ることができるため，側方頭部X線規格写真による評価は長期的に安定した成績を得るためにも行った方がよい．

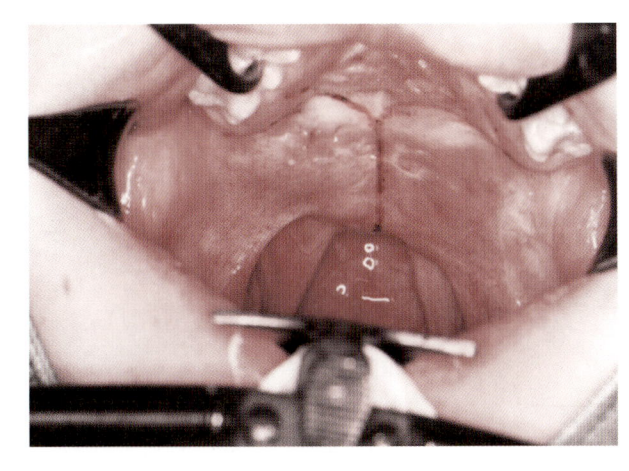

図7-28 想定した切開線
大口蓋孔の遠心に切開線の先端を持つように設計する.

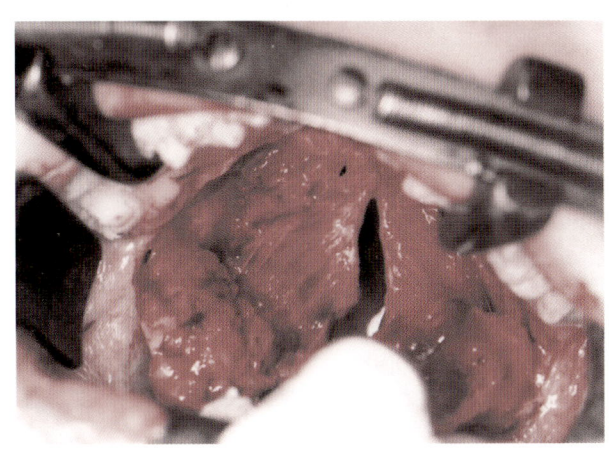

図7-29 軟口蓋の口腔鼻腔側への分離と軟口蓋弁の挙上
軟口蓋の正中切開に続いて軟口蓋を口腔鼻腔に分離する.

するが,鼻腔側は咽頭弁を埋入するときの咽頭弁の長さを,口蓋帆挙筋筋腹との位置関係に応じて調節できるように,軟口蓋後方1/2程度の切開として軟口蓋鼻腔側前方は分離しないでおく.

③軟口蓋の分離:正中切開した切開創に口蓋帆挙筋と他の筋群(口蓋咽頭筋,口蓋舌筋,口蓋腱膜など)との間に境界が見え,その部から口腔側と鼻腔側に軟口蓋粘膜を分離し,外側に剥離を進める.鼻腔側の前方への正中切開は,左右に口蓋帆挙筋筋腹が分かれるのを確認できる所まで進める.

④口蓋粘膜弁の挙上:口腔鼻腔に分離した創に連続するように硬軟口蓋移行部の口腔側粘膜を外側に向けて切開する.大口蓋孔の遠心部では後方に向かう小口蓋動脈があるため,大口蓋孔遠心部を切開挙上する際には出血に注意する(図7-29).

⑤咽頭弁のデザイン:あらかじめ側方頭部X線規格写真上で計測しておいた環椎前結節からの口蓋平面と咽頭後壁の交点までの距離に基づいて,環椎前結節から基部をマークする.鼻腔側粘膜の正中切開先端からマークした咽頭弁基部までの距離を計測し,それを咽頭弁の長さとして交点から脚側までマークする.

⑥咽頭弁の挙上:環椎前結節のレベルで両側の頭長筋と長頸筋は外側に走行する

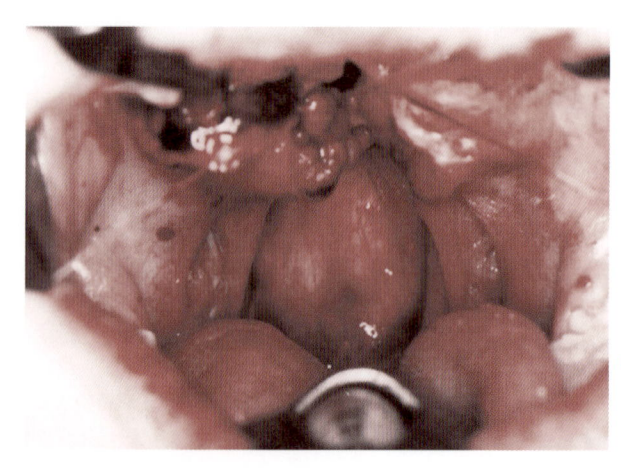

■ 図7-30 咽頭弁の挙上
　環椎前結節前縁を起始点として挙上する．挙上すると椎前筋膜が確認できる．

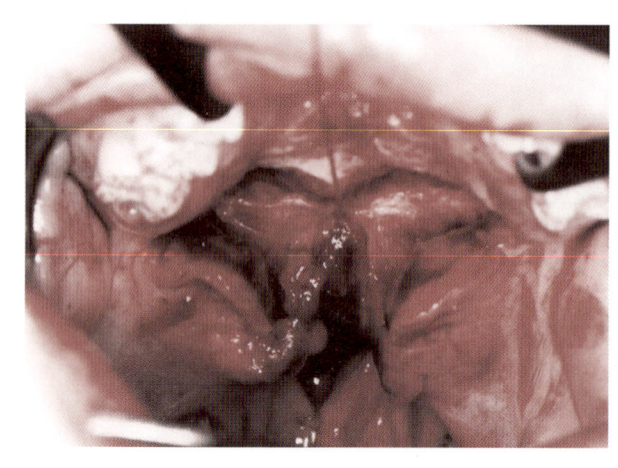

■ 図7-31 軟口蓋鼻腔側粘膜への咽頭弁先端の固定
　軟口蓋正中切開の先端部に咽頭弁先端を固定する．

ため，咽頭弁の採取は環椎の下方のRosenmüller窩の内側，咽頭側壁から約2～3mm離して上下方向に約10mm程度の切開を入れることから始める．同切開部から椎前筋膜まで上咽頭収縮筋を鈍的に剥離する．反対側も同様に行い，咽頭後壁粘膜の下で粘膜剥離子によってトンネル状に左右の剥離層を連続させる．トンネル形成後に咽頭弁中央を浅くかけた縫合糸で牽引することにより，弁を椎前筋膜から剥離しやすいようにしておき，決定していた咽頭弁長まで左右の縦切開を延長しつつ剥離を進める．必要な長さの剥離ができたら弁先端を切断する．上方の剥離は，頭長筋や長頸筋が上咽頭収縮筋の下部に相互に入り混じって存在するため，一気に行わずに，先に上咽頭収縮筋と長頸筋・頭長筋の間を鈍的に剥離しておいたうえで，縦切開を上方に延長して上咽頭収縮筋だけを切開し，挙上する（図7-30）．挙上後は側方の粘膜を中央に寄せ，椎前筋膜に固定するように縫合して死腔を防止する．

⑦咽頭弁の軟口蓋鼻腔側への固定：挙上した咽頭弁を軟口蓋鼻腔側の正中切開先端に縫合固定し（図7-31），軟口蓋鼻腔側粘膜の口蓋帆挙筋の前方で鼻腔側粘膜に横切開を加える（図7-32）．この横切開によって鼻腔側粘膜は後方に移動しやすくなり，かつ咽頭弁を収容する空間が確保される．口蓋帆挙筋は後方に

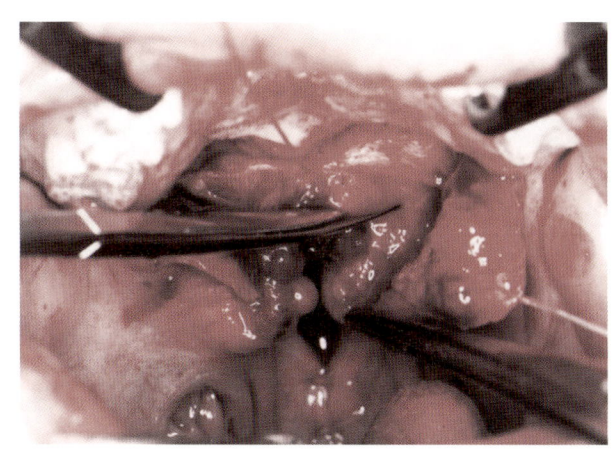

■図7-32　鼻腔側粘膜の横切開による後方延長

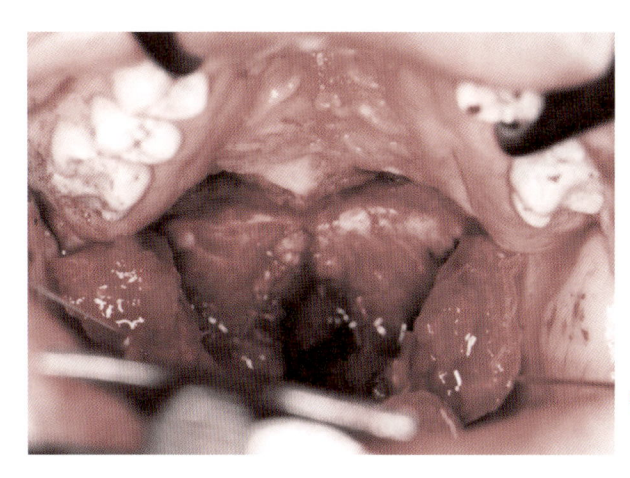

■図7-33　咽頭弁側縁と軟口蓋鼻腔側正中切開創との端々縫合

向かうことになり，咽頭弁両側のオリフィス周囲を輪状筋様に囲むことになる．横切開後，横切開の先端と咽頭弁の相当部を縫合固定した後，切開部遠心の軟口蓋粘膜を後方移動して，切開部の隅角を咽頭弁基部に固定する．弁側縁と軟口蓋鼻腔側粘膜正中切開断端とを端々縫合する（図7-33）．

⑧咽頭弁基部の被覆：軟口蓋口腔側粘膜によって咽頭弁基部に残る三角の露出面を被覆して，前方に縫合を進める．左右の口腔側粘膜に付着している一部の口蓋帆挙筋を縫合して筋輪を形成する．口腔側粘膜も端々縫合し（図7-34），口腔側粘膜と鼻腔側粘膜を埋没縫合することで死腔の発生を防止し，口蓋粘膜の後方移動によって生じた硬軟口蓋移行部の露出創（図7-35）にテルダーミス®を置き，組織接着剤（ボルヒール®など）によって固定する．

長所
- VPF生理に適合した方法であり，VPIの重症度に依存しないため適用度が高い．
- 軟口蓋と咽頭弁の複合体が口蓋平面の高さで固定されるため，術後OSASのリスクが低い[61]．

短所
- 手術操作が煩雑であり，習熟に時間がかかる．

第7章 口蓋帆・咽頭閉鎖不全症の治療

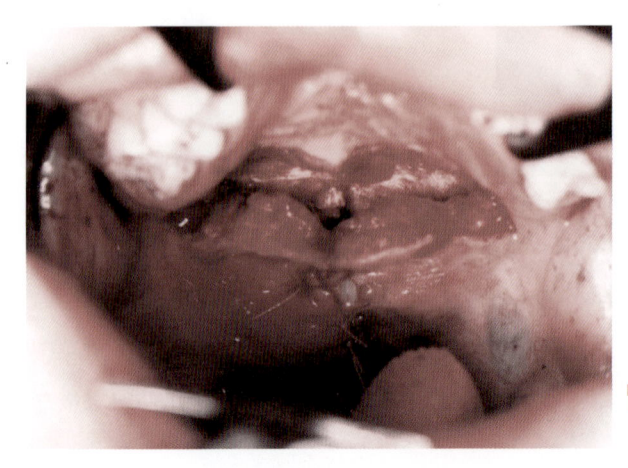

図7-34 口蓋帆挙筋筋輪の構成と口腔鼻腔側軟口蓋弁の縫合固定

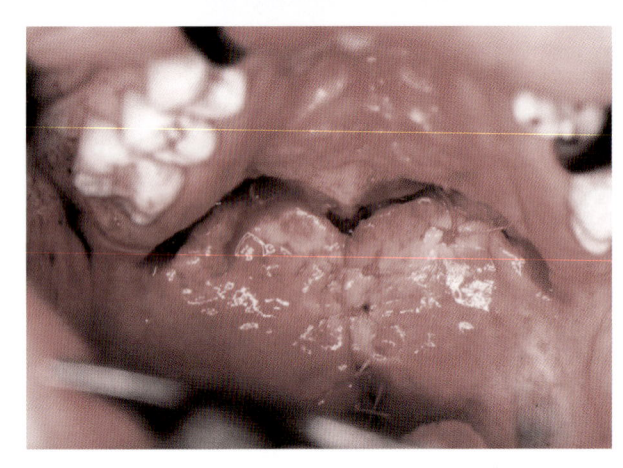

図7-35 埋没縫合により口腔鼻腔側粘膜を固定した状態

- 幅の広い咽頭弁を口蓋平面の高さから採取するために，長頸筋や頭長筋を侵襲した場合に咽頭後壁からの出血リスクが高くなる．
- 軟口蓋を大きく剥離すること，鼻腔側に横切開を加えること，軟口蓋粘膜弁を後方移動することなど，手術侵襲が大きく，術後管理が難しい．

■■ 文献

1) Peterson-Falzone S, Hardin-Jones M, Karnell M：Treatment of speech-language problems. In: Cleft Palate Speech, 3rd Ed.（Peterson-Falzone S, Hardin-Jones M, Karnell M, ed.），Mosby, St. Louis, p.301, 2001.
2) Moon JB, Smith AE, Folkins JW, et al.：Coordination of velopharyngeal muscle activity during positioning of the soft palate. *Cleft Palate J*, **31**：45-55, 1994.
3) Tachimura T, Okuno K, Ojima M, et al.：Change in levator veli palatini muscle activity in relation to swallowing volume during the transition from the oral phase to pharyngeal phase. *Dysphagia*, **21**(1)：7-13, 2006.
4) 舘村 卓：食物物性および一口量の嚥下機能に対する影響—口蓋帆咽頭閉鎖機能に焦点を当てて—．日本味と匂学会誌，**17**(2)：87-96, 2010.
5) Curtis TA, Beumer III J：Speech, velopharyngeal function, and restoration of soft palate defects. In: Maxillofacial Rehabilitation, Ishiyaku EuroAmerica, Inc., St. Louis, 1996.
6) Kuehn DP, Azzam NA：Anatomical characteristics of palatoglossus and the anterior faucial

pillar. *Cleft Palate J*, **15**：349-359, 1978.
7) Kuehn DP, Kahane JC：Histologic study of the normal human adult soft palate. *Cleft Palate J*, **27**：26-34, 1990.
8) Perko M：The history of treatment of cleft lip and palate. *Prog Pediatr Surg*, **20**：238-251, 1986.
9) Kuehn DP, Moon JB：Induced fatigue effects on velopharyngeal closure force. *J Speech Lang Hear Res*, **43**(2)：486-500, 2000.
10) 舘村 卓, 和田 健：栓塞子付き口蓋挙上装置 (Bulb-PLP：bulb attached palatal lift prosthesis) の考案. 日口蓋誌, **13**(2)：253-261, 1988.
11) Karnell MP：Nasometric discrimination of hypernasality and turbulent nasal air flow. *Cleft Palate J*, **32**：145-148, 1995.
12) 舘村 卓, 平田創一郎, 福本雅美, 他：境界線上の鼻咽腔閉鎖不全状態における内視鏡所見とnasalance scoreの乖離-Palatal Lift Prosthesis (パラタルリフト) 作成過程に伴うnasalance scoreの変化. 音声言語医学, **40**(2)：107-113, 1999.
13) 原 久永, 野原幹司, 舘村 卓, 他：スピーチエイドを口蓋挙上装置に変更することによって鼻咽腔閉鎖機能の改善した一症例. 顎顔面補綴, **23**(2)：121-122, 2000.
14) 伊藤静代, 早津良和, 玄番涼一：鼻咽腔閉鎖不全を呈する粘膜下口蓋裂および非口蓋裂症例の臨床的特徴と治療. 音声言語医学, **24**：119-127, 1983.
15) 福田登美子, 和田 健, 舘村 卓, 他：鼻咽腔閉鎖不全症に対する発音補正装置の効果. 日口蓋誌, **23**：75-82, 1998.
16) 山下由香里, 鈴木規子, 今井智子, 他：口蓋裂術後の鼻咽腔閉鎖機能不全に対する補綴的発音補助装置の長期的治療成績. 日口蓋誌, **23**：243-256, 1998.
17) 舘村 卓, 高 英保, 原 久永, 他：スピーチエイド着脱にともなう鼻咽腔閉鎖機能の変化-blowing時口蓋帆挙筋活動の変化-. 日口蓋誌, **21**(1)：28-34, 1996.
18) 舘村 卓, 高 英保, 原 久永, 他：スピーチエイド装着にともなう発音時口蓋帆挙筋活動の変化. 日口蓋誌, **22**(1)：22-31, 1997.
19) 舘村 卓, 高 英保, 原 久永, 他：スピーチエイド装着による鼻咽腔閉鎖機能の予備能形成. 音声言語医学, **38**：337-343, 1997.
20) 舘村 卓, 野原幹司, 和田 健, 他：スピーチエイドによる鼻咽腔閉鎖機能賦活効果の生理学的背景-健常者での軟口蓋挙上に伴う口蓋帆挙筋活動領域の変化-. 音声言語医学, **40**(2)：114-119, 1999.
21) 舘村 卓, 野原幹司, 藤田義典, 他：スピーチエイドの鼻咽腔閉鎖機能賦活効果の生理学的背景-鼻咽腔閉鎖不全に伴う口蓋帆挙筋疲労とスピーチエイドによる疲労抑制-. 日口蓋誌, **23**(4)：273-281, 1998.
22) 舘村 卓, 高 英保, 米田真弓, 他：軟口蓋挙上装置による脳卒中症例における鼻咽腔閉鎖機能の改善-鼻咽腔内視鏡所見および口蓋帆挙筋筋電図による検討-. 音声言語医学, **39**(1)：16-23, 1998.
23) 舘村 卓, 藤田義典, 米田真弓, 他：脳血管障害・頭部外傷による運動障害性構音障害における鼻咽腔閉鎖機能-口蓋帆挙筋の筋電図による検討-. 音声言語医学, **41**(1)：8-16, 2000.
24) Tachimura T, Nohara K, Hara H, et al.：Effect of a speech appliance on levator veli palatini muscle activity during blowing. *Cleft Palate-Craniofac J*, **36**(3)：224-232, 1999.
25) Tachimura T, Nohara K, Wada T：Effect of placement of a speech appliance on levator veli palatini muscle activity during speech. *Cleft Palate-Craniofac J*, **37**(5)：478-482, 2000.
26) Tachimura T, Nohara K, Fujita Y, et al.：Change in levator veli palatini muscle activity for patients with cleft palate in association with placement of a speech-aid prosthesis. *Cleft Palate-Craniofac J*, **39**：503-508, 2002.
27) Tachimura T, Nohara K, Fujita Y, et al.：Change in levator veli palatini muscle activity of normal speakers in association with elevation of the velum using an experimental palatal lift prosthesis. *Cleft Palate-Craniofac J*, **38**(5)：449-454, 2001.
28) Tachimura T, Nohara K, Satoh K, et al.：Evaluation of fatigability of the levator veli palatini

第7章 口蓋帆・咽頭閉鎖不全症の治療

muscle during continuous blowing using power spectra analysis. *Cleft Palate-Craniofac J*, **41** (3)：320-326, 2004.

29) 原 久永, 舘村 卓, 和田 健：発音時における口蓋帆挙筋活動に対する口腔内圧, 鼻腔気流量の影響－健常者における検討－. 日口蓋誌, **21**(2)：80-86, 1996.

30) 原 久永, 舘村 卓, 和田 健：発音時における口蓋帆挙筋活動に対する口腔内圧, 鼻腔気流量の影響－スピーチエイド装着症例における検討－. 日口蓋誌, **20**(1)：9-16, 1995.

31) Tachimura T, Hara H, Wada T：Oral air pressure and nasal air flow rate on levator veli palatini muscle activity in patients wearing a speech appliance. *Cleft Palate J*, **32**(5)：382-389, 1995.

32) 舘村 卓, 和田 健, 原 久永, 他：発音補正装置装着時における口蓋帆挙筋活動に対する口腔内圧および鼻腔漏出気流量の影響. 日口蓋誌, **16**(4)：180-189, 1991.

33) Tachimura T, Hara H, Koh H, et al.：Effect of temporary closure of oronasal fistula on levator veli palatini muscle activity. *Cleft Palate-Craniofac J*, **34**(6)：505-511, 1997.

34) Tachimura T, Nohara K, Fujita Y, et al.：Effect of a speech prosthesis on electromyographic activity levels of the levator veli palatini muscle activity during syllable repetition. *Arch Phys Med Rehabil*, **83**(10)：1450-1454, 2002.

35) Blakeley RW：The rationale for a temporary speech prosthesis in palatal insufficiency. *Br J Disord Commun*, **4**：134-139, 1964.

36) Weiss CE：Success of an obturator reduction program. *Cleft Palate J*, **8**：291-297, 1971.

37) Wong LP, Weiss CE：A clinical assessment of obturator wearing cleft palate patients. *J Prosthet Dent*, **27**：632-639, 1972.

38) 舘村 卓, 原 久永, 高 英保, 他：鼻咽腔閉鎖機能調節機構に基づいたバルブ削除療法の臨床応用. 阪大歯学誌, **40**：329-334, 1995.

39) McGrath CO, Anderson MW：Prosthetic treatment of velopharyngeal incompetence. In: Multidisciplinary Management of Cleft Lip and Palate（Morris HL, Bardach J, ed.）, WB Saunders, Philadelphia, p.809-815, 1990.

40) Kuehn DP：New therapy for treating hypernasal speech using continuous positive airway pressure (CPAP). *Plast Reconstr Surg*, **88**(6)：959-969, 1991.

41) Kuehn DP, Imrey PB, Tomes L, et al.：Efficacy of continuous positive airway pressure for treatment of hypernasality. *Cleft Palate-Craniofac J*, **39**(3)：267-276, 2002.

42) 舘村 卓, 原 久永, 高 英保, 他：鼻咽腔閉鎖機能に対する持続的鼻腔内陽圧負荷（CPAP：Continuous Positive Air Pressure）の効果－口蓋帆挙筋活動に対する口腔内圧・鼻腔内圧の影響－. 日口蓋誌, **19**(3)：111-119, 1994.

43) 原 久永, 舘村 卓, 高 英保, 他：持続的鼻腔内陽圧負荷装置を用いた鼻咽腔閉鎖機能賦活法（CPAP療法）のnasalanceによる評価. 日口蓋誌, **23**(1)：28-35, 1998.

44) Kravath RE, Póllak CP, Borowiecki B, et al.：Obstructive sleep apnea and death association with surgical correction of velopharyngeal incompetence. *J Pediatr*, **96**(4)：645-648, 1980.

45) Orr WC, Levine NS, Buchanan RT, et al.：Effect of cleft palate repair and pharyngeal flap surgery on upper airway obstruction during sleep. *Plast Reconstr Surg*, **80**(2)：226-232, 1987.

46) Ysunza A, Garcia-Velasco M, Garcia-Garcia M, et al.：Obstructive sleep apnea secondary to surgery for velopharyngeal insufficiency. *Cleft Palate-Craniofac J*, **30**(4)：387-390, 1993.

47) Valnicek SM, Zuker RM, Halpern LM, et al.：Perioperative complications of superior pharyngeal flap surgery in children. *Plast Reconstr Surg*, **93**(5)：954-958, 1994.

48) Sirois M, Caouette-Laberge L, Spier S, et al.：Sleep apnea following a pharyngeal flap: a feared complication. *Plast Reconstr Surg*, **93**(5)：943-947, 1994.

49) 舘村 卓, 和田 健, 浜口裕弘, 他：咽頭弁移植術後に発現した睡眠時無呼吸症候群の一症例と軟口蓋挙上装置の効果について. 日口蓋誌, **15**：29-44, 1990.

50) 舘村 卓, 原 久永, 佐藤耕一, 他：咽頭弁移植術後に発現した睡眠時無呼吸症に対する軟口蓋挙上装置による長期的呼吸補助の効果. 日口蓋誌, **18**：210-219, 1993.

51) 舘村 卓, 原 久永, 佐藤耕一, 他：咽頭弁形成術後に生じた睡眠時無呼吸症の治療-UPPP (Uvulopalatopharyngoplasty) を用いて改善できた1症例-. 日口蓋誌, **19**：77-87, 1994.

52) Shelton RL：Treatment of velopharyngeal incompetence. In: Cleft Palate Speech, 2nd Ed. (McWilliams BJ, Morris HL, Shelton RL, ed.), BC Decker, Philadelphia, 1990.

53) Hynes W：Pharyngoplasty by muscle transplantation. *Br J Plast Surg*, **3**：128-135, 1950.

54) Orticochea M：Construction of a dynamic muscle sphincter in cleft palates. *Plast Reconstr Surg*, **41**：323-327, 1968.

55) Remacle M, Bertrand B, Eloy P, et al.：The use of injectable collagen to correct velopharyngeal sufficiency. *Laryngoscope*, **100**：269-274, 1990.

56) Lewis MB, Pashayan HM：The effects of pharyngeal flap surgery on lateral pharyngeal motion: a videoradiographic evaluation. *Cleft Palate J*, **17**：301-304, 1980.

57) 一色信彦：折畳咽頭弁 (Folded Pharyngeal Flap) について. 耳鼻臨床, **69**：811-814, 1976.

58) 舘村 卓, 和田 健：口蓋粘膜弁とフィブリン接着剤を適用した咽頭弁移植術. 日口蓋誌, **14**(3)：391-401, 1989.

59) 舘村 卓, 原 久永, 和田 健, 他：咽頭弁形成術後に改善を認めなかった鼻咽腔閉鎖不全症に対するUnified velopharyngoplasty (UVP) 法による咽頭弁形成術. 日口腔外会誌, **42**(3)：320-322, 1996.

60) 舘村 卓, 原 久永, 和田 健, 他：折畳み咽頭弁法術後における鼻咽腔閉鎖不全症に対するUnified velopharyngoplasty (UVP) 法による咽頭弁再形成術. 日口蓋誌, **22**(3)：100-107, 1997.

61) 原 久永, 舘村 卓, 和田 健, 他：咽頭弁移植手術後における睡眠時呼吸動態の経日的変化. 第1報：睡眠時動脈血酸素飽和度の経日的変化について. 日口蓋誌, **17**(3)：256-263, 1992.

第8章 摂食嚥下機能と口蓋帆・咽頭閉鎖機能

　ヒトの嚥下作業では，舌と硬口蓋によって食塊が口腔から後方（咽頭）へ送り込まれている過程で，軟口蓋から前口蓋弓周辺に食塊が接触すると軟口蓋が挙上して口峡が開大され，食塊は咽頭に流れ込み，その後に舌と口蓋との接触面積が増加して，奥舌が軟口蓋に接触して食塊を切断している．すなわち，口峡の開大から奥舌の軟口蓋との摂食までの間の食塊が，口腔から咽頭に至る移行過程の調節の様相によって誤嚥が発生する．

　食塊が口腔から咽頭へ移行する段階の調節には軟口蓋運動を中心としたVPF（口蓋帆・咽頭閉鎖機能）が深く関わるため，誤嚥を防ぐうえで重要な役割を担っている．軟口蓋の挙上が障害されることで口腔から咽頭への送り込みが障害されることも報告されており，嚥下時における軟口蓋運動の調節様相を明らかにすることは重要である．VPFと嚥下機能との関連についての研究は十分ではないが，現在までの著者らの研究をもとに考察する．

1　嚥下過程とVPF

　食塊がどの位置にあるかによって嚥下運動を4（5）期に分けることが多いが，嚥下運動は連続した停止のない流れであるため段階的に分けることはできない．特に，多くの成書では口腔期から咽頭期へどのように連続して調節されているかについて明確に示したものは少ない．その理由は，このような4（5）期型のモデルが嚥下造影時の造影剤の位置に基づいて考えられているためである．すなわち，以下の理由によって造影剤が口腔から咽頭へ移行する際の運動がわかりづらくなっているためである．

　①食塊が前口蓋弓に触れると軟口蓋は挙上して造影剤は咽頭に流れ込むが，その直後に奥舌と軟口蓋が接触する．どちらも軟組織であることで透過性はほぼ等しく，接触すると見かけ上一体（blending）となるために，これら2つの臓器の運動はわからなくなる．

　②側方X線ビデオではX線透過性の低い下顎骨と軟口蓋が重なるために軟口蓋運動が遮蔽される．

　③送り込み運動は，いわば「舌と軟口蓋の筋肉の力仕事」であるため，等尺性

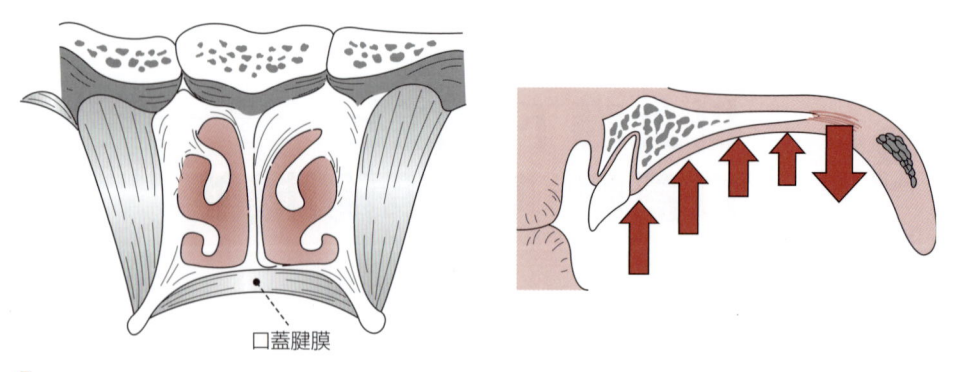

図8-1 口蓋帆張筋（口蓋腱膜）と口蓋との関係
口蓋腱膜（口蓋帆張筋水平部）は上に凸状になっている（左）．圧迫されると伸展する（2章図2-11〈p.17〉）ことで下向きの大きな力が発生する．

運動の要素が大きいが，造影所見では等張性運動しか見えないことや受動的運動と能動的運動との区別がつかない．

A. 口腔期から咽頭期まで移行段階の運動

簡単に口腔期と咽頭期についての運動について，これまでに解剖学や生理学の知見をもとに明らかになっていることを記す．

1 口腔期

準備期に咀嚼運動によって食塊が形成されると，舌と口蓋との圧迫圧で食塊は咽頭方向に送り込まれる．食塊の先端が軟口蓋〜口蓋舌弓（前口蓋弓）に接触すると，軟口蓋は挙上して口峡を開き，同時に前口蓋弓で舌側縁が持ち上げられるため，舌は「すべり台」状に変化し，食塊の咽頭への通路となる．舌は口蓋との間で食塊を後方へ送りつつ，より広く口蓋に接触し，その接触部は後方に展開していく．奥舌中央が口蓋腱膜を圧迫すると，口蓋帆張筋の作用で，より強い推進力で食塊は後方に送られる[1]．口蓋帆挙筋は，咽頭側壁の前後的にほぼ中央での口蓋平面の高さで下行するため，咽頭側壁も内方に偏位して咽頭を狭小化して咽頭通過を支援する．

2 咽頭期

口峡開大後，挙上した軟口蓋に個人固有の時間差で奥舌が接触し[2]，移動中の食物の流れを咽頭に押し込む．軟口蓋が咽頭を遮断し，舌と軟口蓋が接触するため，咽頭は密閉腔となる．喉頭蓋による気管口閉鎖のために喉頭が前上方に挙上すると，咽頭は前後的に伸展されて内部には陰圧が発生し，同時に食道入口部は開大する．陰圧により食塊は咽頭下部に吸引された後，奥舌と咽頭後壁は接触し，その圧迫圧で食塊は食道に圧入される．

2 組織学的所見から想定される口腔期から咽頭期への移行段階での口蓋帆・咽頭閉鎖運動

　嚥下時の口蓋帆運動は，食塊の鼻腔への漏出を防ぐとともに，咽頭下部での嚥下圧を維持して食塊の咽頭通過を助けている．VPFに関わる筋の組織学的研究では，口蓋帆張筋と口蓋舌筋に大型の筋紡錘が稠密に分布し，口蓋帆挙筋には小型の筋紡錘がわずかしか分布していないことが示されている[3]．このことから，嚥下時において口蓋帆張筋と口蓋舌筋は反射性(feed backward)に活動し，口蓋帆挙筋は反射性ではなく学習性(feed forward)に調節されていることがうかがわれる．

　すなわち，嚥下時の口腔から咽頭への送り込みにおける移行段階の運動である軟口蓋の挙上運動による口峡の開大量は，口腔内に食物が存在する段階で得られた感覚情報（物性，量，味，匂いなど）に基づいて，口蓋帆挙筋活動が調節されることによって決定されていると考えられる．一方，口峡の開大によって咽頭に食塊が流れ始めた後に，個人固有の時間差で活動を開始する口蓋舌筋の作用によって，挙上した軟口蓋と舌との接触面積が増加するのは反射性であるといえる．

A 口蓋帆張筋

　口蓋帆張筋は，頭蓋底から起こり，蝶形骨の内側翼状突起に沿って下行し，同突起先端の翼突鉤で走行を水平方向に変え，反対側からの同名筋と混じりあって口蓋腱膜を形成する．口蓋腱膜は，硬口蓋の後方から移行するため，上方に向かって凹んだドーム状になっている（図8-1）．この筋の嚥下時の役割について，その組織像と形状から推察すると以下のようになる．

　口腔期において舌は前方から硬口蓋との接触面積を増やしながら圧迫力を発生させて，食塊を後方（咽頭）に送り込む．舌と口蓋の接触が口蓋腱膜に及んだ際，舌の上方への圧迫力を軟らかい口蓋帆が吸収したならば，食塊は咽頭に送り込めなくなると想像できるが，そのようなことは起こらない．口蓋帆張筋には筋紡錘が多く分布しているため，ドーム状の口蓋腱膜を舌が食塊を押しつぶしながら上方に押すと口蓋帆張筋は急激に伸展される．その結果，筋紡錘の作用によって反射性に口蓋帆張筋は収縮し，その結果口蓋腱膜（水平部）も左右に引き伸ばされ，結果として下方に向かう力が舌に加わり，より一層強い圧迫送り込み圧になる[1]（2章図2-11〈p.17〉参照）．

B 口蓋帆挙筋

　口蓋帆挙筋の組織学的特性から考えると，食物の物性や口腔内に含んだ量が検出されて活動性が調節されている可能性が考えられる．口蓋帆挙筋の活動性が変化すると口峡の開大量が変化し，一回嚥下時の咽頭への送り込み量が変化する．

Memo 8-1　PAPの厚みには注意がいる

口腔腫瘍後の器質欠損を補完するためではなく機能的障害のために舌と口蓋の接触が不十分な症例にPAP（嚥下補助装置）を作成する場合（図8-2），床装置の後縁を厚くすると舌と口蓋腱膜が接触できなくなるため，むしろ送り込み圧は低下して効果が期待できない（図8-3）．

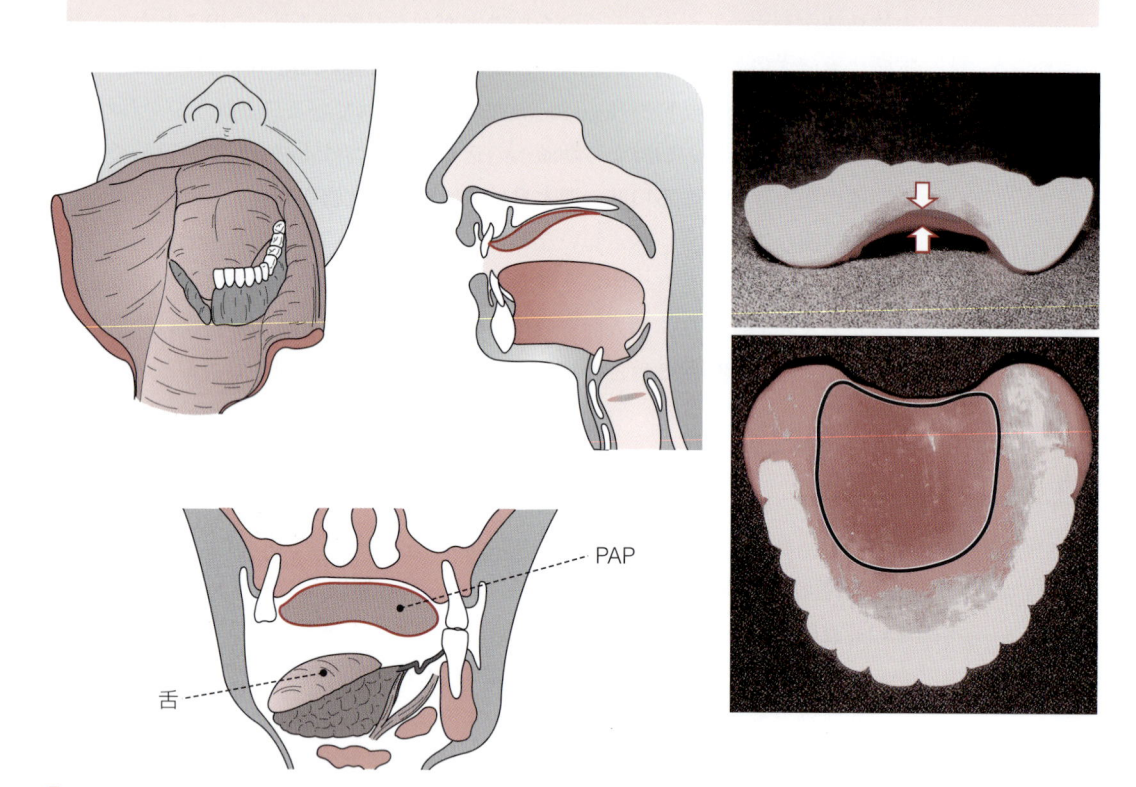

■ 図8-2　PAP
　もともとは舌腫瘍術後患者の送り込みを助けるために考えられた[9]．

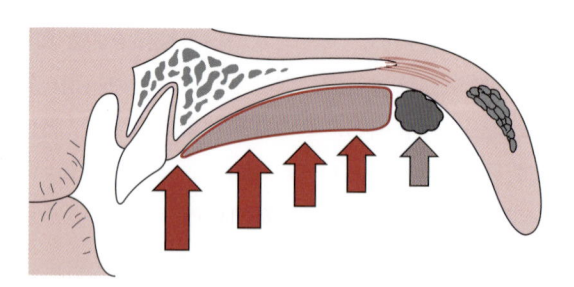

■ 図8-3　後縁の厚いPAP
　後縁が厚いと舌と口蓋腱膜との接触圧が低下することで送り込みが低下する．その結果，PAPの後縁には食物が停滞する．

1　一回嚥下量と口蓋帆挙筋活動

　Tachimuraら[4]は，個人ごとの至適嚥下量を中心としたある幅の中での嚥下量と口蓋帆挙筋活動が相関することを明らかにして，口腔内の水分量に応じて口峡の開大量が相違することを示した．水嚥下時の口峡の開大量は，嚥下が始まるまでに口腔内の水分量を検出して決定されているといえる．

2　粘性・嚥下量と口峡の開大量

　希薄な液状食品は拡散性が強く，口腔から咽頭へ送り込む量の随意的な調節が難しいために誤嚥リスクは高くなる．そのため，現場では増粘剤を付与して粘性を上昇させて対応することが多い．奥野[5]は，市販のお茶に増粘剤を混入して粘性を変えた試料を作成して3種の粘度0，2.0，4.6（Pa·s）の試料を作成し，粘性と至適嚥下量の関係を検討している．その結果，健常成人では，粘性が高くなると一回至適嚥下量は有意に減少することを示した．このことから，口峡の開大量は粘性と一回嚥下量の両方を参考にして，口蓋帆挙筋活動をあらかじめ調整して決定されていると考えられる．

3　低粘度の液体嚥下時の口蓋帆挙筋活動

　臨床の現場では，水分は「流れる液体」として提供したいが，誤嚥リスクが高い場合には粘性を付与することが行われる．過剰に粘度を高くした場合には，低粘性の液体ではなく固体として身体は反応し，嚥下する以前に咀嚼運動が介入して複雑な嚥下動態となり，必要水分量が担保されない可能性がある．したがって，リスク回避のために粘性を付与しても可及的低粘性であることが望ましい．前述した0，2.0，4.6 Pa·sの粘性は，それぞれ水，水あめ，固形のゼリー状の物性であり，大きく粘度が相違する．口腔内の低粘性の液体の粘性の相違が検出されて口峡の開大が調節されるかについて，河合ら[6]は，拡散しやすい低粘性のニュートン特性を有する液体で，わずかに粘性が異なる「水」と「牛乳」を用いて検討している．その結果，健常者ではわずかに粘性の高い牛乳を水と同じ量嚥下した場合の口蓋帆挙筋活動は，牛乳の方が水よりも小さくなることを示した．すなわち，低粘性のニュートン流体でも粘性の相違が検出されて口峡の開大量を調節することが示された．

　このことは，臨床上で長期に非経口摂取状態にある症例に，低粘性の液体を用いて嚥下訓練を開始する場合の示唆に富む．長期に非経口摂取であった場合には口蓋舌筋は拘縮し，口蓋帆挙筋は廃用性に委縮し，舌と軟口蓋は開大することが困難になっている．経口摂取訓練の開始には，ミルクと同様のやや粘性の高い物性のものから開始すると，小さな筋活動でも済むため嚥下訓練がしやすくなる．経過に従って粘性を徐々に低下させていくことで，口蓋帆挙筋活動を促すことができると考えられる．

第8章 摂食嚥下機能と口蓋帆・咽頭閉鎖機能

4 ずり速度依存性粘度と口蓋帆挙筋活動

　嚥下訓練や嚥下リスクの軽減のために，通常の食物にも粘性を加えて提供することがある．したがって，ずり速度が変化しても粘性が変わらないニュートン流体だけではなく，通常の食事のように，ずり速度の変化に応じて粘性も変化する，非ニュートン流体である食品の粘性も検出して口峡の開大量を変化させる必要がある．河合ら[7]は，流体の中でローターを回転させてその抵抗から粘度を測るB型粘度計による粘度を検出するのか，ずり速度依存性粘度を検出して口蓋帆挙筋活動を調節しているのかを検討している．

　その結果，B型粘度計での計測時におけるずり速度2/sec以上でのずり速度依存性粘度の低い試料では，高い粘度の試料よりも大きな筋活動で嚥下することを明らかにした．口腔内での食物の動きは，B型粘度計における回転するローターによって食塊が送り込まれるのではなく，舌と口蓋によって押しつぶされつつ咽頭方向に運搬されている．すなわち，口腔でのずり速度に依存する粘性の変化を検出して，口峡の開大量を調節していることになる．また，このことは食事介助の場面では，食物を口腔内に挿入するだけでは良好な送り込み運動は誘発されず，食物が口腔内に挿入された後，自身の舌と口蓋で圧迫するか，介護者が食物を後方に押す動作によってずり速度が発生した後に嚥下できる．

c. 口蓋舌筋

　咽頭への送り込みは，口蓋帆挙筋活動による軟口蓋の挙上の後，挙上した軟口蓋に向かって口蓋舌筋の活動によって奥舌が気密に接触することで行われている．Tachimuraら[8]は，口蓋帆挙筋活動に関する研究手法で口蓋舌筋活動と口腔内の水分量との関係を調べているが，口蓋帆挙筋よりも口腔内の水分量との相関性が小さいことを示した．この事実は，口蓋舌筋の組織学的特性から考えて，挙上した軟口蓋への奥舌の接触による口峡の再閉鎖は反射性であると考えられることから合理的である．

　奥野[5]は，嚥下時の口蓋帆挙筋活動は，粘性と嚥下量を説明変数とする重相関

Memo 8-2　食事支援のための嚥下訓練食は柔らかさだけで決められるか？

食物の「柔らか」さだけで嚥下訓練食の段階を示しているガイドラインが多いが，その柔らかさがどのようにして決定されているかによって，口峡の開放の程度が異なることがわかる．また同じ物性であっても，一回に口腔内に挿入する量に応じて口峡の開放する程度が異なる．したがって，VPFの調整の観点から食事支援する場合を考えると，食物の柔らかさだけでなく，量や物性についても検討することが必要であると考えられる．

式で説明できるが，口蓋舌筋については重相関式での説明は難しいことも示している．組織像からみて口蓋舌筋が反射性に調節されていることを考えると，口峡の再閉鎖には食物の物性や一回嚥下量の関与は小さいことが考えられる．すなわち，いったん口峡を何かが通過し始めると，食物のもつ特性や嚥下量とは関わりなく口峡は再閉鎖されることを意味している．

3. 移行段階に要する時間とその意義

　移行段階は，軟口蓋の挙上（口蓋帆挙筋活動が関与）から，舌と口蓋の接触部分が後方に拡大して口蓋腱膜を圧迫する（口蓋舌筋活動が関与）までの間であり，この間に通過する食物量が一回嚥下量と考えることができる．口蓋帆挙筋活動と口蓋舌筋活動のピーク間の時間を計測すると，健常者では粘性と嚥下量にかかわらず個人ごとに一定であることが明らかになっている[2]．すなわち，口蓋帆挙筋活動により軟口蓋が挙上して開大した口峡を食物が通過し始めると，食物の粘性や量にかかわらず，個人固有の時間経過後に奥舌と軟口蓋は接触することを示している．

　臨床現場での印象として，低粘性の液体に増粘剤などを用いて粘性を上げると，一回で嚥下できる量が少なくなる．これは，粘性が高くなると液体の運動速度が低くなるため，軟口蓋挙上後から奥舌と軟口蓋の接触による再閉鎖までの一

Memo 8-3　お茶ゼリーは好ましいか？

　移行段階が粘性や量に依存せずに一定時間であることは，水分を摂取する際に粘性を高くしすぎると通過が遅くなり，必要量の水分を確保できないことになる．お茶ゼリーとして，しっかりと固形化したゼリーを提供する施設があるが，この場合には必要量は確保できず，別の水分補給方法が必要になる．

Memo 8-4　長期非経口摂取にすると口蓋帆・咽頭閉鎖機能はどうなるのか？

　口蓋帆挙筋活動の後に口蓋舌筋の活動によって口峡は再度閉鎖される．長期に経口摂取していない場合，わずかな量の唾液しか嚥下していない．口蓋帆挙筋の活動量は嚥下量に依存するため，口峡はわずかにしか開大していなかったことになり，口蓋帆挙筋は廃用性変化に陥り，口蓋舌筋も拘縮する．その結果，軟口蓋を口蓋舌筋が下方に牽引することになり，口蓋帆挙筋自体の機能低下と併せて口峡は開大できなくなる．このような場合，通常の一口量では嚥下できず，少量から始める必要がある．

定時間に通過できる量が減少するためである．

　また，このことは開放された口峡にいったん食物が入り始めると，通過が著しく遅い場合であっても奥舌と軟口蓋により再閉鎖することを意味しており，乾燥したパンや餅などによる窒息事故の背景にも関与していると考えられる．

■■ 文献

1) 舘村 卓：成人型の摂食嚥下機能とその低下．摂食・嚥下障害のキュアとケア，医歯薬出版，p.46，2009．
2) 舘村 卓：食物物性および一口量の嚥下機能に対する影響－口蓋帆咽頭閉鎖機能に焦点を当てて－．日本味と匂学会誌，17(2)：87-96，2010．
3) Kuehn DP, Templeton PJ, Maynard JA：Muscle spindles in the velopharyngeal musculature of humans． *J Speech Hear Res*, 33(3)：488-493, 1990.
4) Tachimura T, Okuno K, Ojima M, et al.：Change in levator veli palatini muscle activity in relation to swallowing volume during the transition from the oral phase to pharyngeal phase. *Dysphagia*, 21(1)：7-13, 2006.
5) 奥野健太郎：嚥下時の口蓋帆挙筋活動の調節に与える嚥下量と粘度の影響．阪大歯学誌，52(1)：1-15，2007．
6) 河合利彦，舘村 卓，外山義雄，他：低粘性液状食品の粘性の相違が嚥下時の口蓋帆挙筋活動におよぼす影響．日摂食嚥下リハ会誌，13：128-134，2009．
7) 河合利彦，舘村 卓，外山義雄，他：非ニュートン性液状食品の嚥下時の口蓋帆挙筋活動．日摂食嚥下リハ会誌，14：265-272，2010．
8) Tachimura T, Ojima K, Nohara K, et al.：Change in palatoglossus muscle activity in relation to swallowing volume during the transition from the oral phase to pharyngeal phase. *Dysphagia*, 20(1)：32-39, 2005.
9) Logeman JA：Therapy for oropharyngeal swallowing disorders． In: Deglutition and its Disorders（Perlman AL, Schulze-Delrieu K, ed.），Singular Publishing Group, San Diego, p.453，1997．

索引

あ
- あ アデノイド ……………………14, 131
  - 暗線 ………………………………10
- い 移行段階 …………………………149
  - 一回嚥下量 ………………………147
  - 咽頭期 ……………………144, 145
  - 咽頭形成術 ………………127, 128
  - 咽頭口蓋帆張後方牽引筋 …………22
  - 咽頭後壁 ………………… 5, 39, 48
  - 咽頭腫瘍 ……………………………23
  - 咽頭神経叢 …………………………27
  - 咽頭側壁 ……………39, 45, 46, 133
  - 咽頭部バルブ ……………………113
  - 咽頭弁 ……………………………135
  - 咽頭弁移植（形成）術 ……………130
  - 咽頭弁基部 ………………… 133, 137
  - 咽頭弁形成術 ………12, 33, 78, 127
  - 咽頭扁桃 ………………14, 22, 60
- う うなずき頭位 ………………………35
  - 馬の喉頭 ……………………………3
  - 運動（障害）性構音障害 ……58, 108
- え 易疲労性 …………………… 34, 122
  - 嚥下運動 ……………………………87
  - 嚥下過程 …………………………143
  - 嚥下障害 …………………………107
  - 嚥下造影の標準的検査法 ……………6
  - 嚥下補助装置 ……………………146
- お お茶ゼリー ………………………149
  - 音声音響分析 ………………………98

か
- か 開口量 ……………………………40
  - 外傷性頭部障害 ……………58, 108
  - 開鼻声 …………………… 34, 74
  - 下顎骨 ………………………………21
  - 下顎前突症 …………………………60
  - 顎咽頭筋 ……………………………21
  - 顎関節 ………………………………4
  - 顎顔面欠損例 ………………………32
  - 顎舌骨筋線 …………………………21
  - 顎補綴装置 ………………… 33, 57
  - 下茎弁 ……………………………132
  - 下茎弁法 …………………………131
  - ガスケット …………………………9
  - 冠状 coronal パターン ……………65
  - 環椎前結節 ……………10, 12, 134
  - 顔面神経 ……………………………27
- き 気管カニューレ …………………107
  - キシロカイン ………………………84
  - 気道断面積 …………………………28
  - 機能的構音障害 ……………………60
  - 頬咽頭筋 ……………………………21

- 境界線上の VPI …………………30
- 挙筋陥凹 ………………7, 8, 93, 116
- 挙筋隆起 …………… 40, 48, 73, 85
- 筋萎縮性側索硬化症 ………………58
- 筋束（輪）…………………………53
- 筋電図 ………………………71, 91
- 筋紡錘 ……………21, 110, 145
- く 空気力学的方法 ……………71, 95
  - クラスプ …………………………114
- け 頸長筋 ………………………………10
  - 言語治療 …………………………105
- こ 構音機能 ……………………………1
  - 口蓋咽頭弓 ……………………7, 21
  - 口蓋咽頭筋
    ……7, 8, 16, 20, 21, 41, 91, 107, 110, 135
  - 口蓋咽頭ヒダ ………………………20
  - 口蓋化構音 …………………………36
  - 口蓋形成術 ………………………110
  - 口蓋腱膜 …8, 12, 13, 17, 116, 135, 144, 145
  - 口蓋骨 ………………………………8
  - 口蓋床 ……………………………114
  - 口蓋垂 ……………………7, 19, 73
  - 口蓋垂筋 …………13, 16, 18, 19, 58
  - 口蓋垂裂 ………………………10, 19
  - 口蓋舌弓 ……………………7, 19
  - 口蓋舌筋 ………… 7, 16, 19, 36, 40,
    41, 49, 73, 91, 93, 107, 110, 135, 147, 148
  - 口蓋突起 ……………………………8
  - 口蓋粘膜弁 ………………………135
  - 口蓋帆・咽頭閉鎖強度 ……………94
  - 口蓋帆挙筋 … 5, 8, 9, 13, 16, 18, 19, 20, 30,
    31, 34, 35, 36, 37, 39, 41, 46, 47, 49, 54, 56,
    57, 62, 91, 93, 107, 110, 123, 135, 144, 145,
    147
  - 口蓋帆挙筋活動 …………………148
  - 口蓋帆挙筋筋輪 …………18, 22, 23, 55
  - 口蓋帆挙筋の組織像 ………………39
  - 口蓋帆挙筋の疲労 …………………58
  - 口蓋帆挙筋隆起 ……………………13
  - 口蓋帆挙筋ワナ …………… 18, 22
  - 口蓋帆張筋 …5, 8, 13, 16, 18, 116, 144, 145
  - 口蓋平面 ………8, 11, 45, 79, 144
  - 口蓋扁桃 ………………14, 15, 22
  - 口蓋扁桃摘出術 ……………………15
  - 口蓋裂 ………………………22, 53
  - 口蓋裂音声言語 ……………………1
  - 口蓋裂手術 …………………36, 127
  - 口蓋瘻孔 ……………………………32
  - 口峡 …………………………2, 144
  - 口腔期 ……………………144, 145
  - 口腔内圧 ……28, 29, 30, 34, 76, 94, 95, 122

索引

口腔内視診	73
後口蓋弓	7, 20, 21
甲状軟骨	20
後上方挙上運動	9
硬性鏡	82
高舌位母音	73
喉頭蓋	2
喉頭蓋谷	2
喉頭室	21
後鼻棘	8, 11, 18
後鼻孔	2
光量計測装置	71, 99
語音明瞭度	74
誤学習	60
呼吸運動	49

さ

さ
再口蓋形成術	127
残遺孔	36
三叉神経下顎枝	27

し
子音	4
耳管	13, 16, 18
耳管咽頭筋	13, 20, 21
耳管咽頭口	13
耳管咽頭ヒダ	21
矢状 sagittal パターン	65
持続的鼻腔内陽圧負荷	124
実質的閉鎖不全症例	94
至適嚥下量	37, 147
刺入電極法	91
重力	35
循環奏法	62
上咽頭収縮筋	8, 9, 13, 16, 20, 46, 47, 48, 91
上顎球状突起	53
上顎腫瘍	55
上茎弁	132
上茎弁法	131
小口蓋神経	27
食道入口部	3
食物物性	37
食物量	37
鋤骨	11, 134
神経筋機能障害	58
神経筋疾患	108
浸出性中耳炎	15
伸展	58
伸展性	42, 43

す
吹奏楽器	62
睡眠時無呼吸症	128
スピーチエイド	32, 47, 78, 108
ずり速度依存性粘度	37, 148

せ
声音	1
正中鼻突起	53
声道断面積	23
舌位	36

舌咽神経	27
舌咽頭筋	21
切歯孔	8
舌腫瘍	23, 59
舌側縁	21
舌扁桃	14
セファログラム	78
セファログラム分析点	80
前口蓋弓	2, 7, 36, 59
前鼻棘	11

そ
装置治療	128
増粘剤	147, 149
側音化構音	60
側視型内視鏡	82, 85
側方頭部X線規格写真	71, 79, 116, 133
咀嚼嚥下機能	4

た

た
大口蓋孔	8, 134
大口蓋神経血管束	8
代償性異常構音	54, 112
代償性構音障害	105
断層撮影	81

ち
超音波	71, 99
長頸筋	136
蝶形骨	8, 16
蝶錐体裂	16
直視型内視鏡	82, 85

つ
椎前筋膜	10, 136

て
低舌位母音	73
低粘性	147
伝音性難聴	15

と
頭位	34
等尺性運動	91
頭長筋	10, 136
等張性運動	91
ドプラ血流計	134

な

な
内視鏡	71, 126
内視鏡検査	82
内側翼状突起	21
内側翼突筋	17
ナゾメーター	71, 87
軟口蓋	2, 7, 39
軟口蓋音	5
軟口蓋挙上位	41
軟口蓋挙上子	108, 115
軟口蓋挙上装置	108
軟口蓋腫瘍	23
軟口蓋の伸展性	56
軟口蓋隆起	40
軟性鏡	82

に
二分後鼻棘	10
ニュートン特性	147

ね
粘性	147

	粘膜下口蓋裂	10, 53, 54
	粘膜骨膜弁後方移動術	36
の	脳血管障害	58, 108
は は	廃用性委縮	35
	発音補正（補助）装置	32, 108
	発話速度	40
	発話明瞭度	74
	バルブ	119
	バルブ型スピーチエイド	110
	バルブ型装置	108, 121
	バルブ削除療法	49, 123, 128
	瘢痕	58
ひ	鼻咽腔	6
	鼻咽腔構音	61
	鼻咽腔閉鎖機能	6
	鼻咽腔閉鎖不全症	53
	鼻咽腔弁	42
	光検出装置	41
	光重合レジン	120
	鼻腔気流	33, 122
	鼻腔気流量	30, 32, 96
	鼻腔構音	61
	鼻腔内圧	33, 34, 95
	被写界深度	83
	鼻息鏡	71, 75, 76
	鼻中隔	11
	鼻中隔彎曲症	74
	ビデオ	81
	表面筋電図	91
	鼻漏出	77, 123
	疲労性	61, 62, 94
ふ	吹き戻し	76
	吹き戻し検査	75
	副神経	27
	袋小路共鳴	74
へ	閉鎖強度	44
	閉鎖性子音	29
	閉鎖レベル	41
	閉塞性睡眠時無呼吸症	43, 59, 78, 131
	閉鼻声	128, 131
	ベロックタンポン	87
	辺縁収差	83
	扁桃	14
	扁桃窩	15
	扁桃腺小窩	15
ほ	母音	4
	放射線療法	59
ま め	迷走神経	27
	迷走神経咽頭枝	28
も	モルガーニ洞	21
や や	山岡の分類	65

ゆ	有鉤針金電極	41, 91, 92, 93
よ	翼口蓋神経節	27
	翼状突起	16
	翼状突起外側板	8
	翼状突起内側板	17
	翼突咽頭筋	20
	翼突下顎縫線	21
	翼突鉤	8, 17
	予備能	50, 94, 121
ら り	両側性唇顎口蓋裂例	36
	輪状 circular パターン	65
わ わ	ワイヤーバルブ型	111
	ワルダイエル輪	14
欧文 A	ABNQ	63, 86
	acoustic rhinometry	71, 100
	adenoid	14
	airway patency	28, 49
	almost but not quite	63, 86
	ALS	108
	anchoring effect	74
	ANS	11
	anterior faucial pillar	7
	anterior nasal spine	11
B	B 型粘度計	148
	bifid uvula	19
	blowing 訓練	106
	buccopharyngeus muscle	21
	Bulb-PLP	32, 113
C	Calnan の三徴	10, 54, 55
	cephalogram	79
	cephalostat	80
	cerebral palsied speech	1
	cleft palate speech	1
	computed tomography	81
	continuous positive airway pressure	124
	CPAP	34, 124
	CPAP療法	128
	cul-de-sac 共鳴	74, 131
D	double opposing Z-plasty	23
	double reverse Z-plasty	43
	dysarthria	1
E	electromyography	91
	Eustachian tube	16
F	FFT	91
	folded flap	131
	folded flap法	132
	Furlow法	23, 43
G	glossopharyngeus muscle	21
	greater palatine neurovascular bundle	8
H	hamulus	8
	HP（high pressure）文	90

索引

	hybrid type ……………………… 113, 121		PP ………………………………………11	
	Hynes 法 ……………………………128, 129		pterygomandibular raphe ……………21	
I	incisal foramen ……………………… 8		pterygopharyngeus muscle …………20	
	initial protuberance ……………………115		pushback 法 ……………………………110	
K	Kieserbach 部 …………………………83	R	radiography ……………………………77	
L	levator dimple ……………………… 7, 8		Robin sequence 例 ……………………131	
	levator muscle sling ……………………22		Rosenmüller 窩 ……………………12, 136	
	levator veli palatini muscle ……………18	S	salpingopharyngeus muscle …………20	
	lingual tonsil …………………………14		SBNA ……………………………… 63, 86	
	LP（low pressure）文 …………………90		sequencing effect ………………………74	
M	McGurk 効果 …………………………74		simple mirror test ………………………75	
	modified unified velopharyngoplasty … 133		sinus of Morgagni ……………………21	
	muscle sling …………………………18		SMCP ……………………………………54	
	mylopharyngeus muscle ………………21		sometimes but not always ………… 63, 86	
N	nasal grimace …………………………75		sound spectrograph ……………………98	
	nasalance score …………………… 88, 89		stress VPI ………………………………62	
	nasometer ……………… 87, 88, 115, 117		submucous cleft palate ………………54	
O	obstructive sleep apnea syndrome ………59		superior constrictor muscle …………20	
	obstruent sound ………………………29	T	tensor veli palatini muscle ……………16	
	obturator 栓塞子 ……………………… 111		the oral nasal acoustic ratio …………87	
	occult cleft ………………………… 9, 53		TONAR …………………………………87	
	open articulation ………………………28		tonsillar fossulae ………………………15	
	Orticochea 法 ………………………128, 129		tonsils ……………………………………14	
	OSAS ……………………43, 59, 78, 131		tubed flap ………………………………131	
	overt cleft ………………………… 9, 53		tubed flap 法 …………………………132	
P	palatal aponeurosis ……………………12	U	ultrasound ……………………………99	
	palatal plane …………………………11		under and up 型 ………………………111	
	palatine bone ………………………… 8		unified velopharyngoplasty …………131	
	palatine tonsils ………………………15		UPPP ………………………………43, 59	
	palatoglossal arch ………………… 7, 19		UVP 法 ………………………………61, 133	
	palatoglossus muscle ……………… 7, 19		uvular muscle …………………………18	
	palatopharyngeal arch ………………… 7		uvulopalatopharyngoplasty ………44, 59	
	palatopharyngeal fold …………………20	V	VCF（velocardiofacial）症候群 ………12	
	palatopharyngeus muscle …………… 7, 20		velopharyngeal port …………………… 6	
	PAP ……………………………………146		visual training ……………………126, 128	
	Passavant 隆起 ……………………… 8, 48		VPF の予備能 …………………………62	
	photodetection ………………………99	W	Waldeyer's ring ………………………14	
	PLP …………………………78, 108, 113, 121	X	X 線映画 ………………………………81	
	PNS ……………………………………8, 11		X 線規格写真 …………………………78	
	posterior faucial pillar ……………… 7, 20		X 線検査 ………………………………77	
	posterior nasal spine …………………8, 11			

【著者略歴】

舘村　卓
たち　むら　たかし

1954 年	大阪府に生まれる
1981 年	大阪大学歯学部歯学科卒業
1985 年	大阪大学大学院歯学研究科（口腔外科学専攻）修了　歯学博士
1998 年	米国イリノイ大学音声言語病理学部にて共同研究および調査研究
2000 年	大阪大学大学院歯学研究科　高次脳口腔機能学講座　准教授
2006 年	同上を辞して，一般社団法人 TOUCH の業務に専従
	http://www.touch-sss.net/

口蓋帆・咽頭閉鎖不全
その病理・診断・治療　　　　　　　　ISBN978-4-263-21388-9

2012 年 1 月 10 日　第 1 版第 1 刷発行
2018 年 1 月 10 日　第 1 版第 3 刷発行

監修者　舘村　　卓
発行者　白石　泰夫
発行所　医歯薬出版株式会社

〒113-8612　東京都文京区本駒込 1-7-10
TEL.　(03)5395-7628（編集）・7616（販売）
FAX.　(03)5395-7609（編集）・8563（販売）
https://www.ishiyaku.co.jp/
郵便振替番号 00190-5-13816

乱丁，落丁の際はお取り替えいたします　印刷・M&C カンパニー，あづま堂印刷／製本・愛千製本所
© Ishiyaku Publishers, Inc., 2012. Printed in Japan

本書の複製権・翻訳権・翻案権・上映権・譲渡権・貸与権・公衆送信権（送信可能化権を含む）・口述権は，医歯薬出版(株)が保有します．
本書を無断で複製する行為（コピー，スキャン，デジタルデータ化など）は，「私的使用のための複製」などの著作権法上の限られた例外を除き禁じられています．また私的使用に該当する場合であっても，請負業者等の第三者に依頼し上記の行為を行うことは違法となります．

JCOPY＜(社)出版者著作権管理機構　委託出版物＞
本書をコピーやスキャン等により複製される場合は，そのつど事前に(社)出版者著作権管理機構（電話 03-3513-6969，FAX 03-3513-6979，e-mail：info@jcopy.or.jp）の許諾を得てください．

摂食嚥下障害と「口から食べること」の理解に役立つロングセラー書の改訂版！

臨床の口腔生理学に基づく
摂食嚥下障害のキュアとケア 第2版

舘村 卓 著
B5判 2色刷 256頁 定価(本体5,300円＋税)

- 2009年初版発行以来初の全面見直し・大幅増頁となる待望の改訂版.
- 摂食嚥下リハビリテーション関連職にとって,「口から食べること」の理解に役立つ必読の一冊.
- 前版同様,フローチャートを使用した病態別の摂食嚥下障害患者へのキュアとケアの進め方が習得できる.

◆主な目次

- 第1章 なぜ口から食べないといけないのか
- 第2章 動物の嚥下,ヒトの嚥下―なぜ,ヒトは誤嚥し,動物は誤嚥しないのか
- 第3章 咀嚼嚥下機能の獲得と障害の生理 ―乳児から成熟型への摂食嚥下機能の獲得
- 第4章 成人型の摂食嚥下機能とその低下
- 第5章 生理学に基づく対応
- 第6章 摂食嚥下障害への対応の実際
- 第7章 フローチャートに従った実際の取り組み

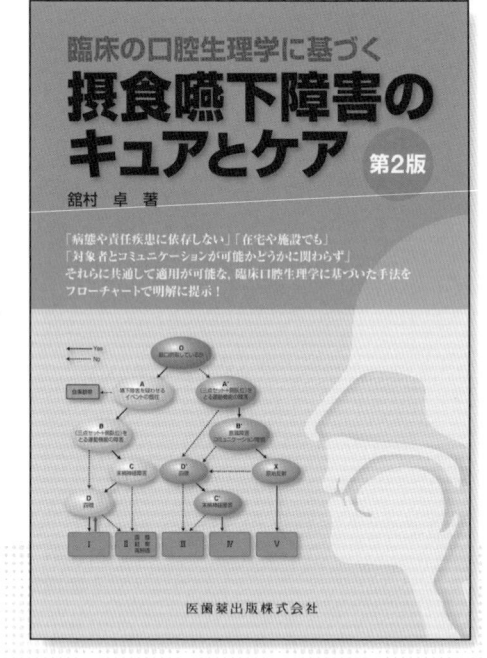

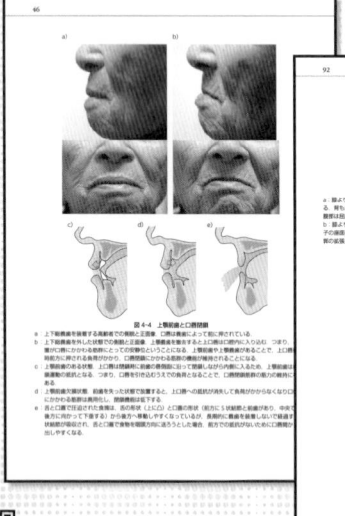

ISBN978-4-263-21670-5

QRコードを読み取ると詳しい情報がご覧いただけます

医歯薬出版株式会社　〒113-8612 東京都文京区本駒込1-7-10　TEL03-5395-7610　FAX03-5395-7611　https://www.ishiyaku.co.jp/